強靭で健康な
肉体を簡単に実現する

# 横隔膜
# トレーニング

栗原友介
KURIHARA YUSUKE



幻冬舎MC

# はじめに

私たちが普段「筋肉」と呼んでいるものは、骨とつながっている骨格筋のことを指します。身体を動かすための骨格筋は200種類以上もありますが、どれか一つだけを鍛えるとすれば、どの筋肉を選ぶべきでしょうか。私は老若男女、健康状態、職業、生活形態、スポーツ分野のいずれにおいてもその別を問わず、迷わず「横隔膜である」と断言します。

横隔膜は内臓の間に存在する唯一の骨格筋であり、呼吸をつかさどることはもちろん、身体の支えとしても重要な役割を果たしています。ですから、日常生活を送るだけで常に使い続けられていますし、歌ったり踊ったり、作業やスポーツなどあらゆる活動で、意識することなく自然に鍛えられています。また横隔膜は身体の動きだけでなく、内臓や自律神経とも深く関わりをもちます。したがって、横隔膜の鍛錬は、呼吸、循環、内臓機能、自律神経のいずれにおいてもたいへん有益であるのです。

多くの骨格筋は、目的をもって筋肉を選んで効率よく鍛えることが可能です。例えば上腕二頭筋はダンベルを持ち上げれば太くたくましくすることができますし、大腿四頭筋はスクワットで鍛えることができます。同様に多くの骨格筋は目的をもって、筋肉を選んで、効率よく鍛えることが可能です。では横隔膜はどうでしょう。腹式呼吸やヨガなどをはじめ、間接的に呼吸を介して横隔膜を刺激する健康法やトレーニング法は数多く存在しますが、直接的に横隔膜だけを狙ってトレーニングする方法に出合ったことはありませんでした。横隔膜を意識的に鍛えることができれば体力増強と健康につながらないだろうか……。横隔膜だけを意識的に鍛える方法はないのだろうか……。長年思索を重ねてきましたが、2つの重要な事実に気づいたことから、私は横隔膜だけに狙いを定めて効果的にトレーニングする方法にたどりつくことができました。しかもその方法は驚くほど簡単で、たった数秒おなかを膨らませるだけです。このトレーニング方法を世の中に広め、人々の健康とアスリートのパフォーマンス強化に役立ててもらいたいと思い、本書を執筆するに至りました。

本書では、なぜ横隔膜を鍛えることが身体に良い影響を与えるのかを説明するとともに、横隔膜トレーニングの方法を分かりやすくレクチャーします。読者の皆さんが横隔膜トレーニングによって筋力と健康を獲得するだけでなく、トレーニング法を患者やアスリートに伝え、多くの方に役立ててもらえたなら、著者としてこんなに嬉しいことはありません。

# 強靭で健康な肉体を簡単に実現する　横隔膜トレーニング　目次

［第1章］

# なぜ健康になるには横隔膜なのか？

## 骨格筋の一つである「横隔膜」

われわれ人間の身体には非常に多くの筋肉が存在します。これらの筋肉のおかげで人間はさまざまな活動を行うことができます。

筋肉には、身体を動かす役割だけではなく、心臓や腸管などの内臓を動かす役割もあります。内臓を動かすための筋肉は、意思とは関係なく動き続け、自然に調節され続けており、その存在を本人が自覚することはできません。その一方で、これらの筋肉は生命活動と直結しており、ひとたび障害が起これば深刻な生命の危機につながります。

これに対し、身体を動かすための筋肉は基本的に意思によって動かされており、意思とは関係なく自然に動くことは非常に限られます。また、けがなどで身体を動かすための筋肉が傷ついても、命の危険に直結することは稀です。このような違いも含め、内臓を動かすための筋肉と身体を動かすための筋肉とは明確に区別されており、まったく違う種類の筋肉なのです。筋肉といわれてわれわれが思い浮かべる身体を動かすためのものは「骨格筋」と名付けられています。

**横隔膜**

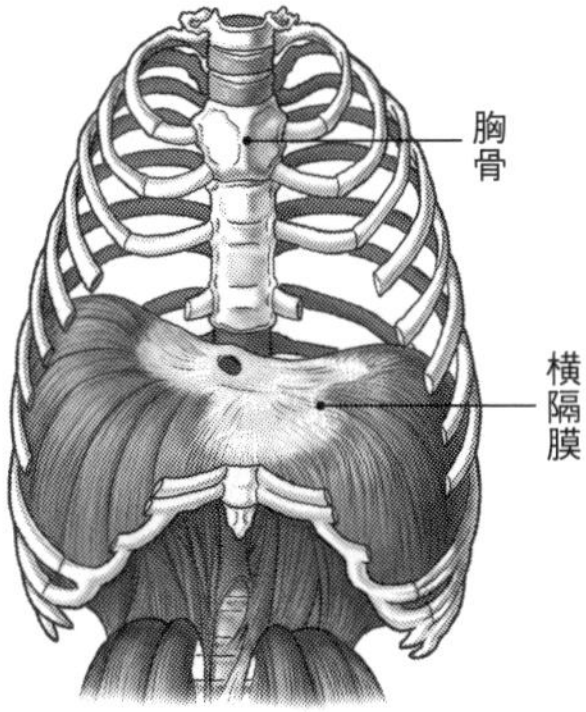


横隔膜はその名前に「筋」の文字はありませんが、身体を動かすための筋肉であり、骨格筋の一つです。われわれ現代人の多くは、知識として横隔膜という筋肉の存在を知っています。横隔膜は身体の真ん中あたりにあって、呼吸と密接に関わっています。呼吸は生命に必要不可欠なものであり、深く呼吸することが良いことであるということも、われわれは知識として知っています。ところが、その知識をもとに横隔膜を自在に操って自身の生命活動に役立てている人は果たしてどれほどいるでしょうか。

横隔膜は骨格筋でありながら、意図的に動かすこともその存在を自覚することも難しくできています。もちろんそこには理由もあります。知識として思い浮かべることぐらいしかできない自分自身の横隔膜を自在に操ることができたら、いったい何が起こるのでしょうか。

## 健康不安は高まるばかり

ストレスの多い社会環境、原因の分からない痛みや体調不良、分かっていても直せない不養生、巷に溢れる真偽不明の健康情報。

このように現代社会において、健康への不安は尽きません。最近では新種の感染症まで発生し、挙句の果てには安全性の確認されていないワクチンまで半ば強制的に接種させられるようになっています。このままでは不安はますます高まる一方のように思えます。自分は自分の健康のためにいったい何をすればよいのか、自分が病気にならないために自分は何に気をつければよいのか、自分の病気とどう戦えばよいのか。結局、自分の健康は自分で守ることが最も大切なのです。

ありがたいことに、健康を守る確かな情報はたくさんあります。それらの多くは常識的なことばかりで、大昔から語られ続けていることが多いのです。とはいえ大昔から伝わり続け、間違いなく効果が望め、多くの人々が実践し恩恵を受けている方法を、健康不安を抱えている方がどれだけ実践しているでしょうか。酒・タバコを断ち、規則正しく健康的な食生活を送り、さらには適度な運動を行って過剰な労働を慎み、ストレスもためないようにできている人がどれだけいるでしょう。ただの風邪であっても昔ながらの養生をきちんとできている人がいったいどれほどいるのでしょう。分かっていても難しく、簡単に健康的な生活が送れる人はそんなに多くはないのです。

誰にでも確実に健康をもたらし、しかも誰でもいつでもどこでも簡単にできる、そんな夢のような健康法、健康習慣はあるのでしょうか。いろいろな健康法やトレーニング法、そして古くからの言い伝えなどから、私はそのヒントが横隔膜にありそうだと思い至ったのです。

## 体力を増強したいというニーズは大きい

もっと元気になりたい、もっとパワーを出したい、もっと足が速くなりたい、そして確実に結果を出したい。健康のためでも、見た目のためでも、記録のためでも、勝敗のためでも、理由はどうであれ、肉体を強靭にしたいという願望は誰にでもあると思います。もちろんそのためにはスポーツ種目の別なく、年齢や性別の別もなく、基礎トレーニングが共通して行われます。

その一つとして、体幹トレーニングという方法があります。体幹とは身体の胴体部分のことです。最近よく「体幹を鍛える」といういわれ方をしていますが、これは体幹にある筋肉を鍛えて、身体の土台となる胴体を強化するという考え方です。体幹には数多くの筋肉があります。各筋肉ともそれぞれの目的のもとでさまざまな動きをしますが、体幹を強固に支えるという共通の作用もあります。

　体幹を強固に支えるという作用は2つに分けられます。1つ目は、複数の筋肉が同時に力を出し合い、これらの筋力が

**腹圧による支えは骨格に負荷をかけない**

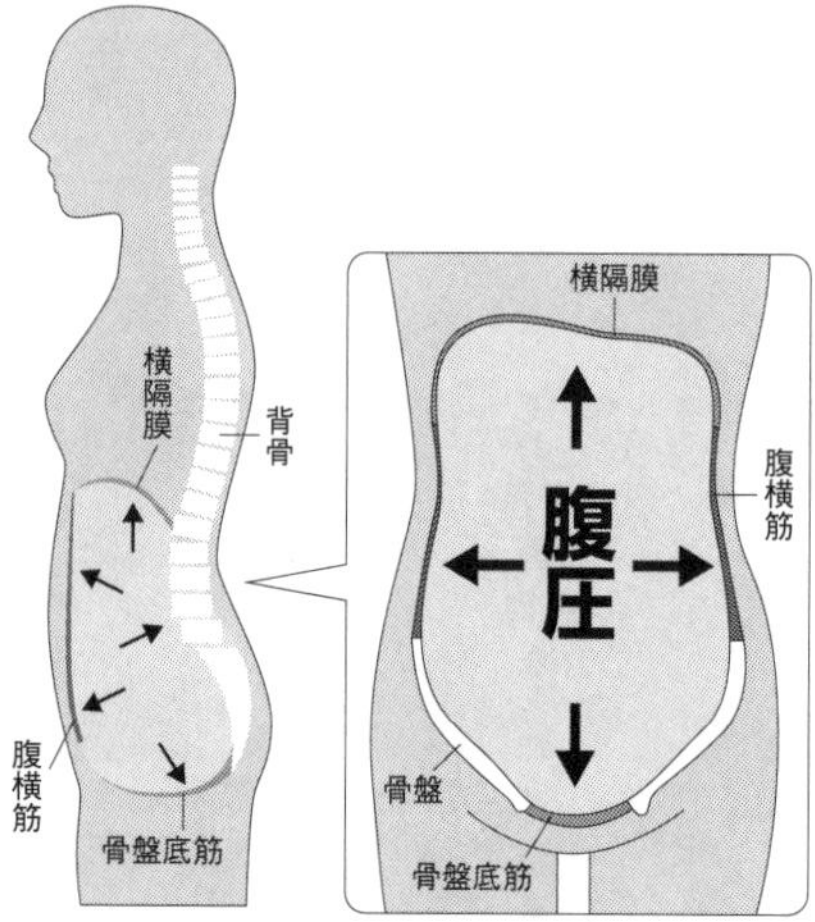

高い鉄塔を支える複数のワイヤーの張力のごとく体幹を支えるといった作用です。2つ目は、腹圧を高めてパンパンに空気の入ったバレーボールのように体幹を固めるといった作用です。腹圧とは、腹筋と横隔膜の収縮によって起こる腹腔（横隔膜の下で主に消化器などの内臓が集まっている空間）の内圧のことをいいます。

筋力と腹圧、この2つの作用でより重要なのは、圧倒的に腹圧です。筋力による支えは腰椎に著しい負荷をかけますが、腹圧による支えは骨格に負荷をかけず、むしろ腰椎に対しては保護作用ともなります。さらにこの腹圧は非常に高圧になるともいわれており、その支持力は想像をはるかに上回ると考えられます。腹圧は筋力に比べて目で見ることも計測することも難しく、とらえどころがありません。しかし、体幹を強固に支え腰椎の保護さえするこの腹圧こそが、あらゆる肉体活動の最も土台となる役割を担っているのです。腹圧の鍛錬は、寝たきりの人からトップアスリートに至るまで、あらゆる人に多大な効果が期待できます。

この腹圧を高めるために最も重要な骨格筋こそ、横隔膜なのです。

［第2章］

# 横隔膜の役割とメカニズム

## 横隔膜は特殊な存在である

横隔膜は、内臓を収めるための体腔の中に存在する唯一の骨格筋です。身体の最も中央にあり、哺乳類だけがもちます。骨格筋とは、字のごとく骨格を動かす筋肉です。多くの骨格筋は、両端が関節をまたいで別々の骨に付着しており、収縮させて骨や関節を動かすことがその主な役割です。ところが横隔膜は、骨格筋でありながら骨格よりもむしろ内臓を動かすことが主な役割になっています。また普通の骨格筋は意識しなければ動きませんが、横隔膜は意識しなくても必要に応じて自動的に動き、その動きを直接感じることはできません。このように、横隔膜は数ある骨格筋のなかでも非常に特殊な性質をもった骨格筋なのです。

横隔膜が呼吸を担う重要な骨格筋であることは誰もが知っています。ところが、実際の横隔膜は身体の中心に完全に隠れていて、見ることも触ることもできずその存在を意識することはほとんどできません。分かりにくくつかみどころがないのです。

特殊な性質をもって重要な機能も担っているにもかかわらず、分かりにくくつかみどころのない横隔膜について、解剖学、生理学的な事実もまじえ、その実態に迫ろうと思います。

## 横隔膜の位置と形状

人間の身体の内側は、大きな空洞になっています。空洞の上半分である胸の部分は肋骨に囲まれ、下半分のおなかの部分には骨の囲みはありません。空洞の底面は骨盤で覆われています。この大きな空洞の中に多くの臓器が配置されています。空洞の中央で、上下を仕切るように存在しているのが横隔膜です。横隔膜は肋骨の下縁にぐるりと付着しています。

横隔膜より上の空洞を胸腔、下の空洞を腹腔と呼びます。胸腔は肋骨で囲まれており、主に肺と心臓があります。腹腔には背骨（腰椎）の柱があるだけで骨の囲みはなく、筋肉と骨盤で密閉された袋になっており、中に胃腸、肝臓、腎臓など多くの臓器がぎっしりと詰まっています。横隔膜は腹腔内に詰まった臓器の圧力によって押し上げられて、ドーム状に盛り上がっています。一方、横隔膜の上には肺と心臓と食道があります。食道は胸腔の中央を縦に貫き、心臓も胸腔の中央に横隔膜に載るように存在しています。肺は心臓と食道を左右から取り囲むように存在しています。肺はスポンジのようにスカスカな臓器で、ふわふわと簡単に膨らんだりしぼんだりします。肺と胸腔の壁の間は真空なので、肺は胸腔の壁に丸ごとピッタリ接して胸腔を埋め尽くしています。同じく、肺の底面も横隔膜に沿ってドーム状になっています。

**横隔膜と周辺の臓器**

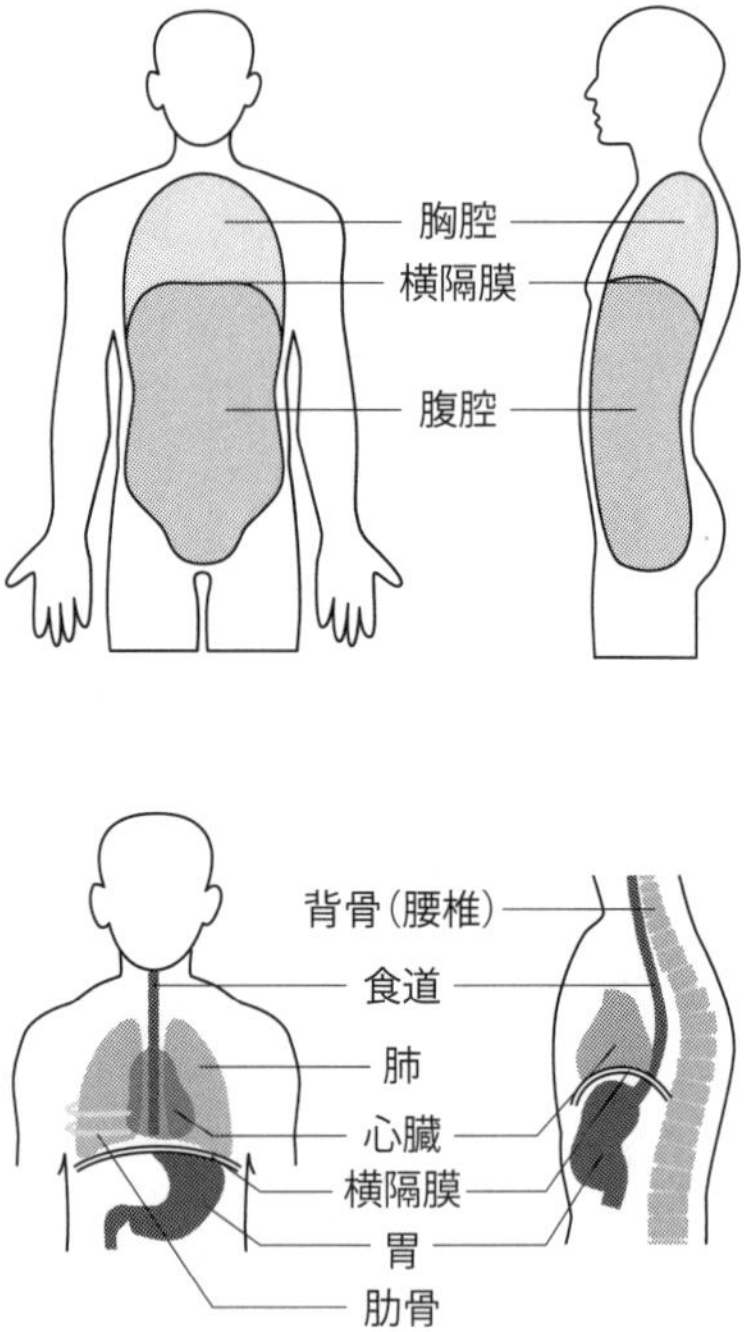

2種類の筋肉

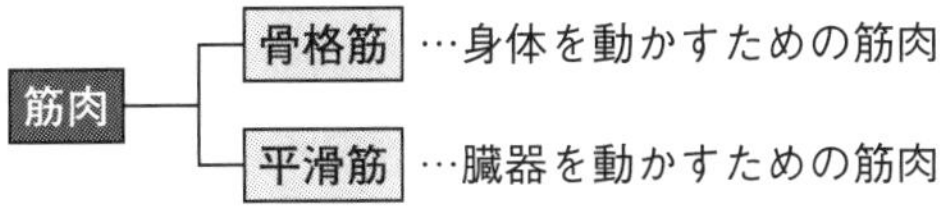


## 横隔膜は筋肉と腱でできている

一般的に筋肉には、身体を動かすための骨格筋という筋肉と臓器を動かすための平滑筋という異なった2種類の筋肉があります（心臓の筋肉は別に分類され実際には3種類）。横隔膜は身体の中央で臓器に取り囲まれて存在していますが、臓器を動かす平滑筋ではなく身体を動かすための骨格筋でできています。

すでに説明したように横隔膜は上に膨らんだドーム状をしています。ドームの周辺部は骨格筋、頂上中央部は板状の腱からなっています。横隔膜の筋肉から力が抜けると横隔膜は軟らかくなって腹腔から押し上げられ、中央の腱が持ち上がってドームは高く盛り上がります。横隔膜の筋肉に力が入ると横隔膜は硬く縮まり中央の腱は引き下げられドームは低く浅くなります。

## 横隔膜を動かす神経

横隔膜は自分で動かすことができる一方で、睡眠中など自分で動かそうと意識していないときでも自動的に動いているのはなぜでしょうか。実は横隔膜を動かす神経にはこんな秘密があります。

神経には、意識的な運動と感覚のための体性神経と、無意識的に血管や内臓などを動かしたり調節したりしている自律神経とがあります。体性神経には、手足など身体を動かすために筋肉に指令を行う運動神経と、皮膚などの感覚器官で感触や痛み・温度などを感じたりする知覚神経があり、一般的に神経といえばこの体性神経がイメージされます。一方の自律神経とは、主に内臓や血管などを動かしたり調節したりするための神経です。自律神経には肉体を活動的にする交感神経と休息に向かわせる副交感神経とがあります。自律神経が働いていると意識されることはほとんどなく、また意図的に自律神経を働かせることもできません。自律神経は、無意識にヒトの身体を自動的（自律的）に調整し、生命活動を維持しています。

横隔膜は体性神経である運動神経によって意識的に動かすことができることは当然ですが、意識することなく行い続ける呼吸やその調節のために、自律神経によってもしっかりと動かされています。

意識的に深呼吸をしたり、息を止めたり、大声を出したり、歌ったりできるのは体性神経により横隔膜を動かしているからです。一方、眠っているときでも呼吸ができる、あるいは興奮で息が荒くなる、緊張で息が浅くなる、どんな姿勢でも自然に胴体が安定するなどというのは、自律神経により横隔膜が動かされているからです。つまり、横隔膜は身体を動かすための骨格筋でありながら、体性神経と自律神経の両者が同時に主体的に作用することによって動かされているのです。このことは横隔膜の大きな特徴の一つです。

## おなかを膨らませることができるのは横隔膜だけ

横隔膜の働きによって起こる目に見える動きといえば、それは「おなかの膨らむ動きである」ということに尽きます。

横隔膜が収縮すると腹腔を上から押し下げる圧力が生じ、この圧力がおなかの中の臓器を

**横隔膜の動きと腹式呼吸**

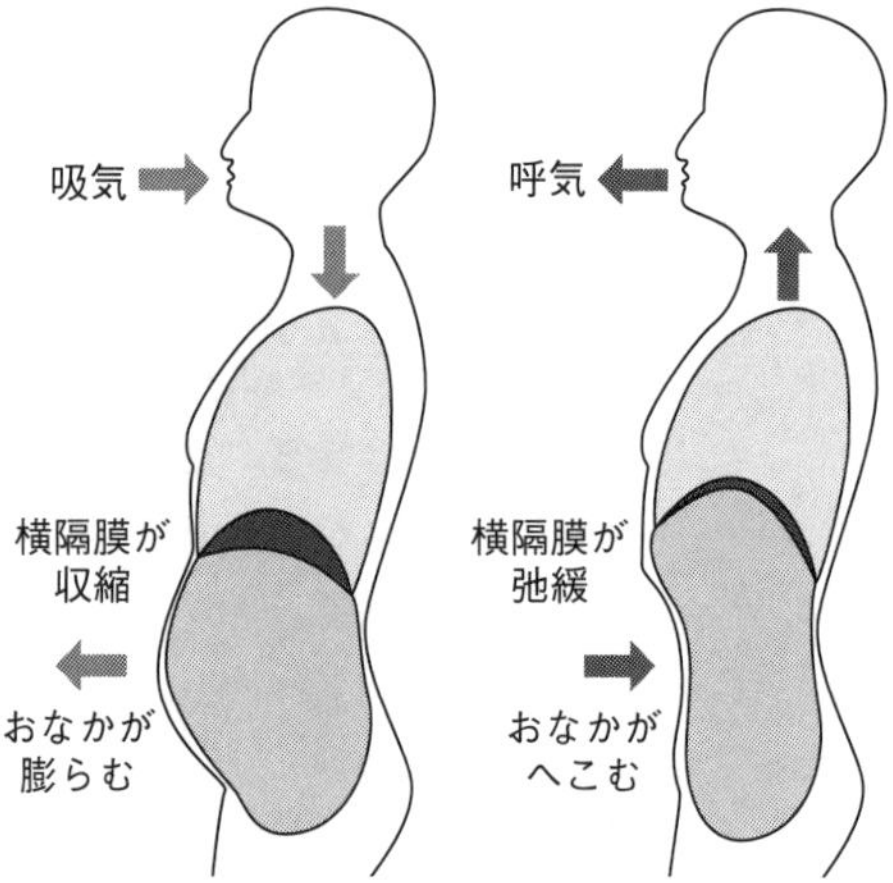


介しておなかを膨らませます。腹腔内の臓器を上から押し下げるという、外からは決して見ることのできないこの動作は唯一横隔膜にしかできません。目に見えない横隔膜のこの動作こそが、目に見えるおなかの膨らむ大きな動きを生むことになります。

もちろんこのとき同時に横隔膜の上では肺が引き伸ばされ、そうして膨らんだ肺に息が吸い込まれて、腹式呼吸の吸気が起こります。

呼吸にかかわる筋肉は呼吸筋と呼ばれ、横隔膜も腹筋群も含めて19種類あります。一般的には吸気筋と呼気筋の2種類に分けられますが、ここでは場所（胸とおなか）と動き（吸気と呼気）から次の4種類に分けてみます。

① 胸を広げる筋肉（胸の吸気筋）
② 胸を縮める筋肉（胸の呼気筋）
→胸式呼吸

③ おなかを膨らませる筋肉（おなかの吸気筋）
④ おなかをへこませる筋肉（おなかの呼気筋）
→腹式呼吸

**呼吸筋と動き**

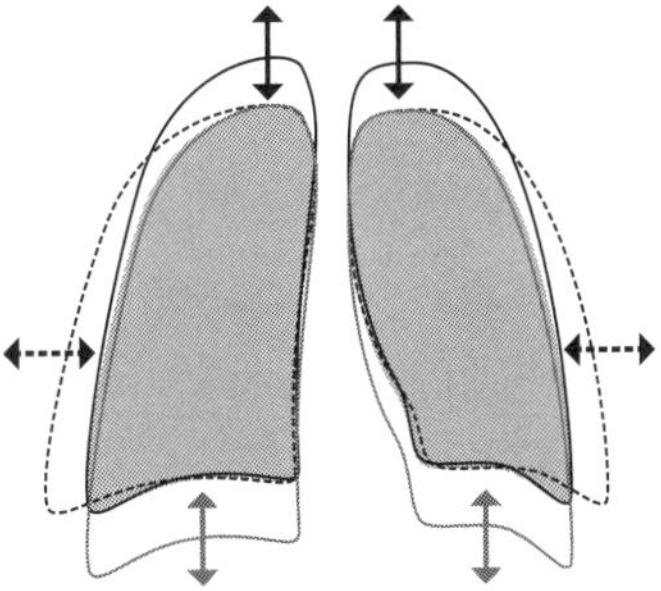

| | | 吸気筋 | 呼気筋 | |
|---|---|---|---|---|
| 胸式呼吸 | | 胸鎖乳突筋<br>斜角筋群 | | |
| | ①胸を広げる | 外肋間筋<br>胸肋筋<br>大、小胸筋<br>前鋸筋<br>広背筋<br>肋骨挙筋 | 内肋間筋<br>腸肋筋<br>最長筋<br>下後鋸筋 | ②胸を縮める |
| 腹式呼吸 | ③おなかを膨らませる | 横隔膜 | 腹直筋<br>腹横筋<br>内、外腹斜筋<br>腰方形筋 | ④おなかをへこませる |

すべての呼吸筋は重なりなくこの4種類のいずれかに必ず分類されます。この4種類のうち①②④は複数の筋肉を含みますが、おなかを膨らませる③に当てはまるのは、たった1つ、横隔膜だけなのです。おなかを膨らませる筋肉は横隔膜だけ、この事実は衝撃的です。

腹式呼吸は③である横隔膜と④である腹筋群で行われます。息を吸うときには、③横隔膜だけが収縮し、④の腹筋群は弛緩します。このときにおなかが膨らむのです。つまり、横隔膜は腹式呼吸における吸気を単独で担っているということであり、これは同時に、おなかを膨らませる動きは横隔膜だけが単独で担っているということなのです。

横隔膜が働かなければ腹式呼吸で息を吸うことはできず、横隔膜が働かなければおなかを膨らませることはできないわけです。

何度も繰り返しますが、おなかを膨らませることは横隔膜にしかできない動きなのです。

## 腹式呼吸ができない患者さんに気づかされた

日常診療では、患者さんの緊張を取らなくてはならない場面がよくあります。腹式呼吸でゆっくりと吐く息は副交感神経を優位にし、リラックスさせるとされています。私も注射や骨折の整復（関節や腱など運動器の脱臼した部分を正常な位置へ戻すこと）をするときなどに、おなかからゆっくり息を吐くことを緊張緩和の方法として患者さんに勧め、指導していました。

ところが、腹式呼吸をうまくできない人が非常に多くいるのです。なぜ腹式呼吸が簡単にできる人と、うまくできない人に分かれるのか、私は長年疑問に思っていました。できない人にはいくら指導してもできません。しつこく指導を続けると、かえって身体が緊張してしまい、胸ばかり張ってまったくリラックスできなくなります。

腹式呼吸がうまくできない人には２つの特徴があります。おなかをうまく膨らませることができないことと、意識して息を吸うと必ず胸が膨らむ、ということです。つまりおなかを膨らませて息を吸うことができないため、呼吸を意識すると胸式呼吸しかできないのです。腹式呼吸ができる人からすると、なぜおなかを膨らませて息を吸うことができないのかまったく不思議です。

ある会で講演をした際に、腹式呼吸を理解してもらうため筋肉の役割分担の表を作ってスライドにしたことがあります。そのとき、あることに気づきました。呼吸法の動作の違いによって筋肉を分類すると、腹式呼吸で息を吸うときに使う筋肉は横隔膜しかないということです。このことは同時に、おなかを膨らませる筋肉は横隔膜しかないということでもあります。理論的には当然のことなのですが、私はこのことに気づいたとき、かなり衝撃を感じました。信じられなくて本当にそうだろうかと自問自答し、解剖学の本も見直しましたが、確かに数ある筋肉のうち、おなかを膨らませることのできる筋肉は、横隔膜のほかになさそうです。

そこで、腹式呼吸ができない人には、おなかを膨らませることから指導するようにしたのです。呼吸を意識せずに、おなかを膨らませるという動作だけをさせてみる、これなら腹式呼吸をうまく教えられるだろう、と思いました。ところが腹式呼吸ができない人は、ただおなかを膨らませるという動作すらも苦手なのです。おなかを膨らませるということがどういうことかを分かっていないようです。

私はこの頃から健康と横隔膜の間には何か関連があるのではないかと考え、調べ始めました。

## 筋紡錘《きんぼうすい》をもたずまったく自覚できない横隔膜

一般的に身体を動かす骨格筋は体性神経として運動神経だけでなく、筋肉の状態を知ることのできる知覚神経ももっています。これにより、「姿勢」「身体の動き」「動きの速さ」「物の重さ」などを自分で感じることができます。これは同時に筋肉そのものの存在を感じることにもつながります。力こぶを作ったときに上腕二頭筋をしっかり自覚できるのもその一例です。このように筋肉は知覚神経で感じることができるのですが、そのために欠くことのできない重要な役割を担っている装置があり、それを「筋紡錘《きんぼうすい》」と呼んでいます。筋肉内にあって、筋肉の長さと動きを知覚する装置です。筋紡錘により、それぞれの筋肉は、伸びているのか縮んでいるのか、伸ばされているのか縮められているのか、動いているのか止まっているのか、などを感知して、自由に滑らかに運動するだけでなく、外から加えられた力にも対処しています。

筋紡錘のおかげで、どんな姿勢でもどんな動きでも身体でその動作を行っていると感じることが可能になります。ふいに重い物を持たされても、落とすことも放り出すこともな

骨格筋の構成

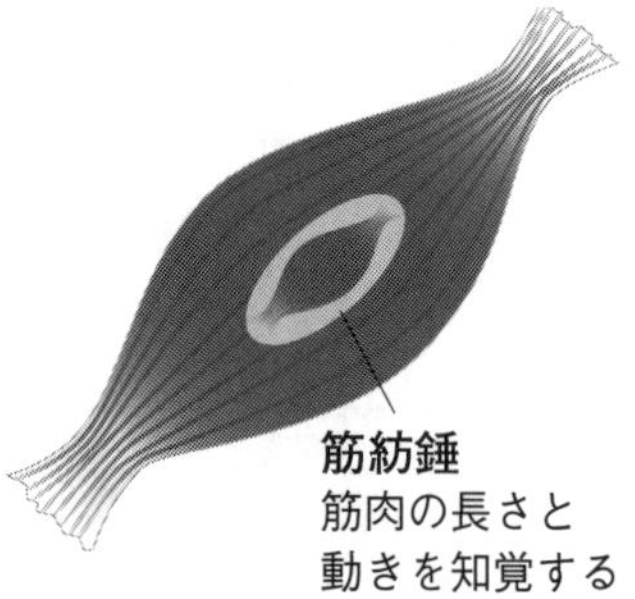


く丁寧に受け止めることができるのは、筋紡錘がその状況を感じ取っているからです。筋紡錘がなければ、筋肉は自分がどんな動きをしているかが分からなくなり、存在すらも自覚できません。骨格筋は意識して動かすための筋肉ですから、ほとんどすべての骨格筋にこの筋紡錘が存在します。

一方で、骨格筋の一つである横隔膜にはこの筋紡錘が少ない、またはほとんどない、ということが分かっています。このことは、横隔膜は自分が伸びているのか縮んでいるのか、伸ばされているのか縮められているのか、動いているのか止まっているのかなどが分かりにくく、筋の存在すらも自覚しにくい、ということを意味します。ほかで例えるなら、心臓では筋肉が大きく動き続けているのにその存在も動きも感じることができないのと似ています。もちろん心臓を意識して動かすことはできません。それに対して横隔膜は、意識して動かせるにもかかわらず、その動きを感じられないのです。この事実からいえることは、横隔膜を用いた動作は分かりにくく、やりにくいということです。そのため、かなりの人が腹式呼吸を苦手としていたのです。横隔膜は、意識的に動かすことができるのに、感じることができない、たいへん不思議な骨格筋なのです。

さらにつけ加えるなら、肋骨同士の間をつなぎ、肋骨を動かして胸の運動を行う際に主役となって働く「肋間筋」には筋紡錘が豊富です。そのため肋骨を使って胸を動かす動作は分かりやすくてやりやすいのです。肋骨を使って胸を動かす動作といえばまさに胸式呼吸です。すなわち、胸式呼吸はたいへん意識しやすくてやりやすい呼吸であるということです。横隔膜の運動は自覚しにくく、反対に胸の運動は自覚しやすい。つまり、腹式呼吸は分かりにくくてやりにくいのに対して、胸式呼吸は分かりやすくてやりやすいのです。このように肋間筋に筋紡錘が豊富なことが、なおさら腹式呼吸を分かりづらくし、教えにくくしています。

知覚できず分かりにくい横隔膜ですが、間接的にならその動きを感じる手立ても考えられます。

腹式呼吸のときに横隔膜を収縮させると、自覚することのできる2つのことが起こります。1つは息が吸われることであり、もう1つはおなかが膨らむことです。息が吸われることも、おなかが膨らむことも自分で感じることができます。これを利用することで、本来であれば直接感じることのできない横隔膜の動きを間接的に感じることができます。

腹式呼吸で息を吸うと、口や鼻、そして肺まで息がスーッと通るのを感じることができます。この息の流れる感じはまさに横隔膜の作用です。正しい腹式呼吸で吸うときの息を感じることは、横隔膜の作用を間接的に感じることといえます。ところが、息を吸うことは横隔膜を使わなくても胸式呼吸でもできてしまうのです。すなわち、「吸う息を感じる＝横隔膜を感じる」には必ずしもならないのです。さらに厄介なのは、腹式呼吸は意識しにくく胸式呼吸は意識しやすいということです。つまり、意識して息を吸うときには腹式呼吸よりも胸式呼吸になりやすいのです。腹式呼吸ができない人ほどこのことは顕著になり、息を意識すればするほど、呼吸は胸式呼吸になります。このことは、腹式呼吸が苦手な人が腹式呼吸を理解するうえでの関門にもなっています。実はこのために、腹式呼吸ができているつもりで全然できていない人がとても多いのです。というわけで、口や鼻を流れる息の感触は横隔膜運動だけの間接的な感触とはみなせません。

一方、おなかを膨らませる動きと感覚は、横隔膜運動だけの間接的な感触です。おなかを膨らませるという動作は横隔膜にしかできないので、おなかを膨らませるという目に見える動作をするときには常に必ず横隔膜を使っています。また、おなかを膨らませるときには腹筋群が引き伸ばされ、その腹筋群の筋紡錘も伸ばされるので、腹筋群によって横隔膜運動は必ず自覚されます。意識しておなかを膨らませたときのおなかの膨らむ感じこそ、横隔膜の収縮作用を別の筋で間接的に感じているということです。おなかを膨らませさえすればそれは100%横隔膜の作用なのです。

おなかを膨らませて膨らむ動きを感じる、これこそが間接的に横隔膜の収縮を感じるということに間違いありません。このようにして、目に見えず自覚しにくい横隔膜の動きも、おなかでなら見ることもできるし感じることもできるのです。

## 横隔膜の役割① 呼吸

横隔膜の役割として最も重要なのが、生命維持に欠かせない呼吸運動です。横隔膜の直上に位置する呼吸のための臓器である肺は、空気の出入りがなければその機能を果たすことはできません。横隔膜のドームが上下することで、肺の底面も上下運動をさせられて、肺全体を膨らませたりしぼませたりします。横隔膜が収縮すると、肺の底面に接している横隔膜のドームが低くなり、肺は下方へ引き伸ばされて広がります。このとき口や鼻から息が吸い込まれて吸気が起こります。反対に横隔膜のドームが高く盛り上がると、肺は上方へ押されて小さくなり、押し出された空気は口や鼻から出て呼気が起こります。呼気は引き伸ばされた肺が元に戻ろうとする力によって起きています。つまり横隔膜は息を吸うための筋肉として働いています。

呼吸をつかさどる臓器である肺は、膨らんだりしぼんだりすることで、中の空気を出し入れして呼吸を行います。つまり肺は、動くことで機能を果たしています。動きを必要とする

**胸部レントゲン写真**

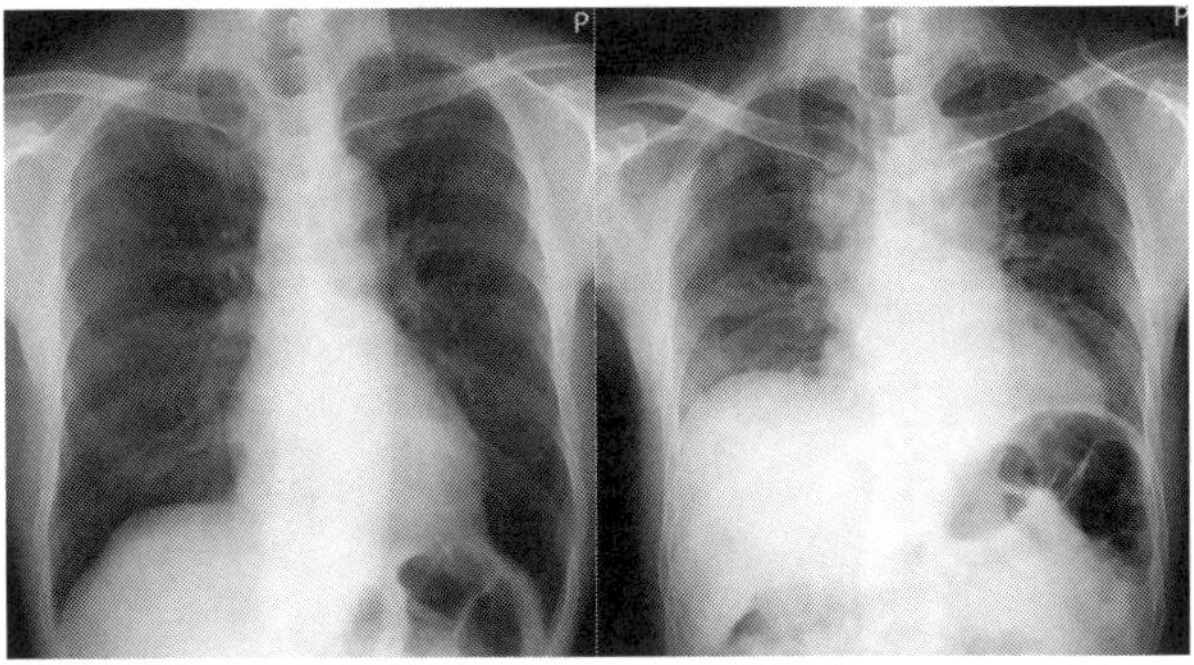

深吸気　　深呼気

深吸気と深呼気の違い。黒っぽい部分は胸腔（肺）、その下が腹腔、境界部が横隔膜。

ほかの臓器、例えば心臓や消化管などは、臓器本体に筋肉が備わっていて自分で動くことができますが、肺は筋肉をもたないので自ら動くことはできません。

肺はアコーディオンのように、外からの力で引っ張られたり押されたりすることで膨らんだりしぼんだりします。アコーディオンは1方向に伸びたり縮んだりするだけですが、肺はあらゆる方向に膨らんだりしぼんだりすることができます。アコーディオン奏者の手のごとく、肺を膨らませたりしぼませたりして動かしているのは、前にも説明した19種の呼吸筋です。そして呼吸筋のなかでも最も重要とされるのが、本書のテーマとなっている横隔膜です。安静時には呼吸の70％が横隔膜によって行われています。また、呼吸筋、特に横隔膜は寝ている間も休むことなく無意識に自然に動き続けます。

　このように、肺は自ら動くことはできませんが、呼吸筋、特に横隔膜によって24時間３６５日、一生涯休むことなく動かされ続けています。

## 横隔膜の役割② 腹圧

　横隔膜の下の腹腔も横隔膜によって動かされますが、機能としては動きよりも内圧が重要となります。

　腹腔の中には臓器がぎっしりと詰まっていて、周りを骨や筋肉が隙間なく密閉しているので腹腔内には内圧が生じます。この圧力はゆるゆるに抜くこともできますし、バレーボールのように硬く緊張させることもできます。人が乗ってもバレーボールがつぶれないのと同じように、おなかのボールが固くなれば、身体はしっかりと支えられます。おなかのボールがしぼんでしまうと身体をしっかり支えることができず、姿勢が悪くなったり起き上がれなくなったりします。ここでいうボールの空気圧に相当するのが腹圧です。

腹圧とは外側に向けてかかる圧力のこと

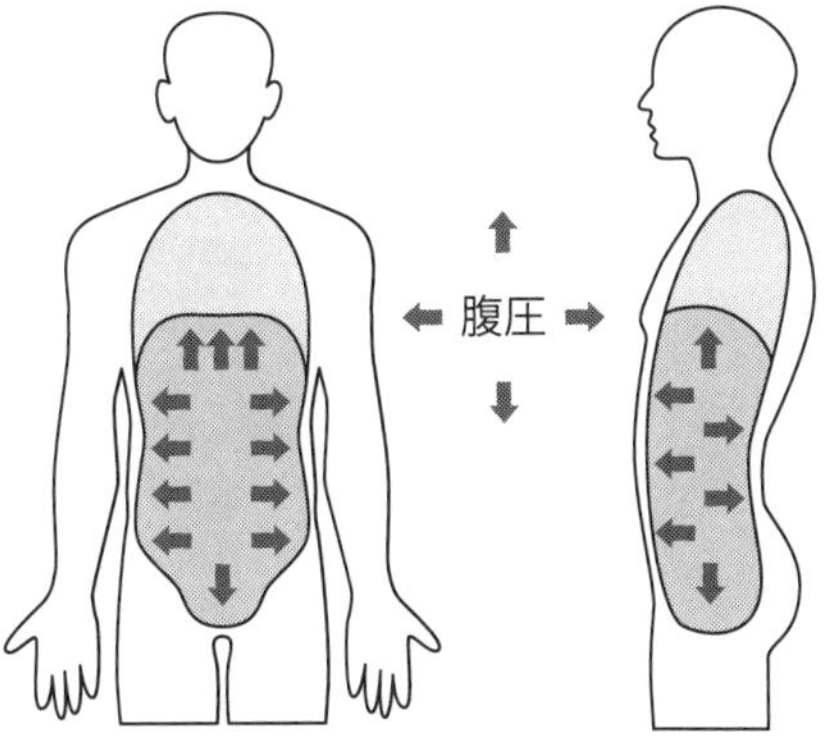


バレーボールの空気圧は空気を出し入れして調節しますが、腹圧の調節は中身（臓器）をそのままにしておなかの大きさ（容積）を変えることで行います。このときおなかの容積を変えるのが腹筋群と横隔膜です。臓器の大部分は細胞内外の水分という液体からなります。バレーボールの空気圧を調節するには多量の空気を出し入れする必要がありますが、液体は気体と違って、わずかな容積の変化で大きく圧力が変化します。注射器に空気を入れて先をふさぎピストンを押すとピストンはばねのような弾力で反発しながらもよく動かせますが、注射器を水で満たして先をふさぎピストンを力いっぱい押しても、びくともしません。ところが見た目にはなんら変化もなくても、ピストン内の水圧は著しく上下しているのです。

腹筋群と横隔膜に同時に力を入れて収縮させるとおなかの容積はわずかに小さくなりま

すが、わずかであっても大半が水分である臓器が締めつけられると、圧力（腹圧）は大きく上がります。圧が高まり固く緊張した臓器のボールによって高い剛性の硬い胴体（体幹）が形成されます。

逆に腹筋群と横隔膜の力が抜けて筋が伸びるとおなかの容積はわずかに広がり、臓器の締めつけがわずかにでも緩むと、腹圧は大きく下がります。圧が抜けて緩んだ臓器のボールでは安定した支えにならず、胴体（体幹）は軟らかく不安定になり、姿勢が悪くなったり、起き上がれなくなったりします。実際に腹圧は必要に応じてバレーボールの空気圧以上にまで高まり、収縮期血圧（上の血圧）の2倍を優に超えることもあるそうです。

このように腹圧は身体を支えるための重要な役割を担っています。そして、この腹圧を発生させるための主役が腹筋群と横隔膜という筋肉なのです。昨今、体幹筋力を鍛えるトレーニングが注目されていますが、体幹筋力を上げる目的のうち最も重要なのがこの腹圧を上げることであり、体幹力イコール腹圧といっても過言ではありません。また、腹圧のおよそ70％は横隔膜の力によって生み出されています。横隔膜こそ腹圧発生の主体であり、体幹強化に最も重要な筋肉であるといえるのです。

［第3章］

# 横隔膜を鍛えることのメリット

## 横隔膜が動いて身体に起こること

一般的な骨格筋が働いてその結果起こる作用は目に見え、多くは感じることもできます。例えば、力こぶになる上腕二頭筋を働かせれば、その作用として筋肉が盛り上がって硬くなり、力の入っていることも感じられます。抵抗を加えればその抵抗を感じることもでき、抵抗にあらがって動かすこともできます。物を持ち上げたり、動かしたりするといった実質的な作用にもつながります。同じ骨格筋でありながら見ることも感じることもできない横隔膜の場合は、どのような作用が起こるでしょうか。

横隔膜は体腔の中央にあり、体腔は臓器で満たされています。横隔膜がどれほど動こうとも、その影響を周りの臓器がどれほど受けようとも、その様子を見ることも自覚することもほとんどできないのです。おなかが膨らむ動きを外から見ることはできます。ところが肝心の臓器の動きを感じることは決してありません。

横隔膜で動かされる肺の動きは、呼吸として感じることはできますが、肺そのものの動きを感じることはできません。それでもわれわれは、浅い呼吸よりも深い呼吸のほうが良いということを知っています。体腔の中心にある横隔膜が動けば、体腔の中を満たすほとんどすべての臓器が動かされます。横隔膜の上では肺だけでなく心臓も食道も動かされます。横隔膜の下では胃、肝臓、腸、腎臓、膵臓、胆嚢、脾臓、副腎と、とても多くの臓器が動かされます。横隔膜の下にある腹腔内の臓器は動かされるだけではなく、密閉されているという構造上、圧力が加えられます。そしてその圧力は、腹腔内の臓器を圧縮するだけでなく血流を促し、さらに腹腔そのものを硬い塊《かたまり》にさせるのです。そしてこのような作用は、横隔膜と各臓器に張り巡らされた、自覚することのできない自律神経に信号を送っているのです。つまり、横隔膜が働くと、息が吸われ、臓器が動かされ、圧縮され、血流促進が起こり、自律神経の信号になるという作用が、自覚することなく起こっています。

## 腹式呼吸が身体にいい理由

人間が生きるために大切な五臓六腑、すなわち臓器の多くはおなかの中にあります。まさに「腹」こそ生命の源です。すでに述べてきたように、われわれのおなかの中にはぎっしりと臓器が詰め込まれ、横隔膜で押さえつけられて腹圧を生み出しています。しかしながら、臓器も横隔膜も腹圧もその存在を直接意識することはできません。したがって自由自在に操ることも困難です。このように直接意識することができない臓器や横隔膜や腹圧を、意識的にコントロールすることは完全に不可能なのでしょうか。

実は不可能ではありません。その橋渡しになるのが腹式呼吸です。意識的に行うことのできる腹式呼吸でおなかを動かせば、意識できない横隔膜も臓器も腹圧も自由自在とまではいかないまでも、ある程度、意思からの影響を与えることができるのです。

この影響が何を生み出すか、明らかなことは分かりませんが、意識的に行う腹式呼吸により臓器が物理的に大きく動かされ、強く絞られたり緩められたりするという事実は間違いありません。臓器には、私たちの身体を陰でコントロールしている自律神経がびっしりと張り巡らされていて、同じく私たちの身体を陰でコントロールしているホルモンなど多種多様な生理活性物質を産生し、放出もしています。さらに、臓器には多くの血液が流れ、腹腔内には多量の血液がため込まれてもいます。

腹式呼吸でおなかを動かして圧迫することは、自律神経、ホルモン、臓器の機能、血流に何らかの影響を与えることはほぼ間違いありません。おなかを動かすためには、横隔膜を用いる腹式呼吸が好都合に利用できるのです。意識できず自由に動かしにくい横隔膜や臓器に対して、意識してできる腹式呼吸を架け橋として意識的に影響を与える。つまり、腹式呼吸が身体に及ぼす好影響という事象において、「呼吸」は単なる手段であり架け橋であって、「おなか」こそが重要な主役なのです。腹式呼吸で重要なのは「呼吸」ではなく「おなかの動き」ということです。

まとめると、「おなかを動かすことによってもたらされる臓器の動きや腹圧の変動などが、自律神経やホルモンや内臓機能や血流などになんらかの良い影響を与えるため、おなかを動かす腹式呼吸は身体に良い」のではないかと、私は考えています。端的にいうなら、「腹式呼吸は身体に大切なおなかを動かすからこそ良いのだ」と考えているのです。

## 横隔膜だけを狙って鍛えればよい

「腹式呼吸はおなかを動かすからこそ良いのだ」という考え方は、そのまま横隔膜を鍛えることの良さに当てはまります。横隔膜を鍛えることは腹式呼吸に期待される「おなかを動かすことの効果」をより突き詰めたものです。横隔膜トレーニングは「呼吸」を介することなく、横隔膜の運動であるおなかの動きだけに徹底的に特化して、腹式呼吸以上にしっかり狙いを定めておなかを動かし、考えられる自律神経やホルモンや各臓器の機能や血流への良い影響をより増強しようと目論むものです。

おなかを横隔膜で動かすことによって起こる臓器の動きや腹圧変動、そして血流、さらに自律神経やホルモンや各臓器の機能によってもたらされる科学的根拠のはっきりした影響というものは今のところ示せませんが、基礎的そして常識的に考えれば、おなかの運動・マッサージが身体に及ぼす好影響については、信ぴょう性の高い仮説が数多く成り立ちます。

## 「腹」と日本人には深い関係がある

腹を決める、腹を据える、腹を割る、腹を立てる、腹を括る、腹を固める、腑に落ちる、肝《きも》が太いなど、古くから「腹」に関連する慣用句や言い回しが日本語には数多くあります。

西洋文化が入る前、江戸時代の浮世絵には多くの庶民が描かれ、もろ肌脱いだ男たちがたくさん描かれています。そこには昔の日本人の「腹」を見ることができます。有名な街道も

**腹の慣用句・言い回し**

| | | | |
|---|---|---|---|
| 腹が黒い | 腹を決める | 痛くもない<br>腹を探られる | むかっ腹を<br>立てる |
| 背に腹は<br>かえられない | 自腹を切る | 私腹を肥やす | 腹蔵ない |
| 茶腹も一時 | 腹悪し | 腹が癒える | 腹が痛む |
| 腹が居る | 腹が大きい | 腹が来た | 腹が下る |
| 腹が据わる | 腹ができる | 腹が膨れる | 腹が太い |
| 腹に一物 | 腹に収める | 腹に落ちる | 腹に据え<br>かねる |
| 腹は借り物 | 腹も身の内 | 腹を合わす | 腹を痛める |
| 腹を抱える | 腹を固める | 腹を切る | 腹を括る |
| 腹を下す | 腹を拵える | 腹を肥やす | 腹を探る |
| 腹を据える | 腹を立てる | 腹を召す | 腹を捩る |
| 腹を読む | 腹を割る | 腹の虫が<br>おさまらない | 腹の虫の<br>居所が悪い |
| 腹心を布く | 小腹が立つ | 湯腹も一時 | おなかを痛める |
| 腹筋を縫る | 腑が抜ける | 腑に落ちる | 肝が太い |

のである「東海道五十三次」や「富嶽三十六景」などに出てくる裸の男は多くが肉体労働者ですが、そのほとんど全員がおなかを膨らませています。北斎の残した膨大なスケッチ「北斎漫画」に描かれる裸の男たちも体形にかかわらず、大半がおなかを膨らませています。文化財的芸術である「風神雷神」も「金剛力士像」も、筋骨隆々でありながらおなかが膨れています。おとぎ話でも、強い男の子の象徴であるまさかり担いで熊にまたがる金太郎は、大きくおなかが膨らんだイメージです。日本の国技である相撲でも、おなかを大きく膨らませた力士たちが力を競います。国技館に歴代横綱の写真パネルが展示されていますが、そのなかに相撲取りにしてはずいぶんとやせている横綱もいます。しかし、やせた横綱であっても例外なくおなかを膨らませています。締まったウエストにシックスパックをむき出しにした力士など一人もいません。そういえば、子どもの頃の相撲ごっこといえば、まずおなかを膨らませることから始まったような気がします。

　このように日本が日本らしくあった時代では、日本人にとっての健康な体形、強く男らしい体形、マッチョな体形は、大きくおなかが膨らんだ状態だったのではないでしょうか。腹筋を引き伸ばすほどに横隔膜を収縮させないとおなかは膨らみません。腹筋の壁をものともせずに横隔膜に力を込めておなかを膨らませる、おなかをぐっと膨らませて、おなかの膨らむ動きを感じることこそ横隔膜の感触です。私はこの横隔膜の感触、すなわちおなかを膨らませる感触にこそ「臍《せい》下《か》丹田《たんでん》（集中して力を込めると健康を保ち、元気や勇気が湧くとされているへそのすぐ下あたりのこと）」があるのではないかと推察しています。

**丹田**

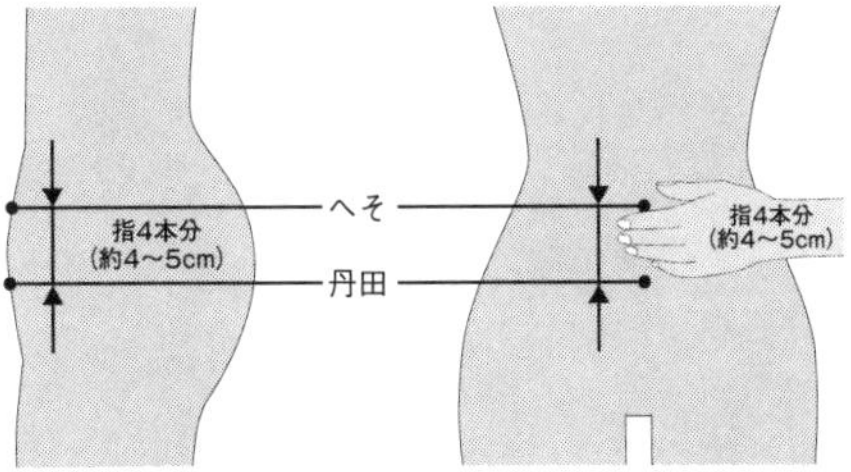


日本の代表的な伝統文化の一つが和服です。日本人は着物に帯というたいへんシンプルな服装を何百年以上も守り続けてきました。ボタンもホックも受け入れず、超高級な伝統文化にまで高めた日本人が、おなかをへこますわけがないのです。着物を着ておなかをへこませたら締めた帯も緩んでしまい、あっという間に着崩れます。おなかを膨らませていたからこそ着物が都合よく、美しくも立派にもなった、と私は確信しています。

おなかを膨らませることで身体に力が湧き上がる。おなかを膨らませることで心や精神が強固になる。おなかを膨らませることで健康を手に入れる。おなかを膨らませるからこそ格好いい。そのような感覚がかつての日本人の共通認識であり、実感であったのではないでしょうか。おなかは膨らませて意識するもの、このような感覚から「腹」の慣用句が生み出された、私にはそう思えてなりません。昔の日本人は皆、横隔膜を使う達人だったのだろうと、私は想像しています。

一方で、現代の日本人が意識するのは、腹筋に力を入れておなかをへこませることのほうが多いのではないでしょうか。おなか周りの筋肉を鍛えるトレーニング「ドローイン」や、腹筋が6つに割れて見える「シックスパック」を作るためのエクササイズなどもそうです。現代のさまざまな健康法やトレーニング法でも、腹式呼吸でゆっくり息を吐いておなかをへこませることに重点が置かれることが多いように感じます。

横隔膜を使うためには、反対におなかを膨らませることが重要です。横隔膜にとっておなかをへこませることはストレッチであり、おなかを膨らませることは筋トレとなり、まったく逆の作用です。「腹」の慣用句を生み出した昔の日本人と今の日本人との間には、腹の意識の仕方、腹の動かし方に大きな隔たりがあるように感じます。

## 血流促進に効く！

人間の身体には隅から隅まで血液が流れていますが、安静時には全体の半分ほどが腹腔内の臓器の中にあります。安静時の腹腔は血液のプールのような状態です。一方、激しい運動をすると80％ほどが筋肉などに回り、腹腔の臓器の血液は10％以下にまで減少します。ただ、同時に心臓が血液を送り出す速さも5倍程度に上がるので、腹腔の臓器を流れる血液の量は保たれる計算になります。このように安静時と運動時では腹腔内臓器と骨格筋との間で入れ替わるほどに血液は移動し、運動によりその流れも速くなります。運動は血液循環の促進に重要なことが分かります。

運動不足や安静《あんせい》臥床《がしょう》（静かに横になること）が続けば、血液循環が悪くなることは明らかです。とはいえ、単なる運動不足だけでなくさまざまな事情で運動ができない人もいれば、寝たきりの人も少なくありません。無理に運動することなく全身や臓器の血流を促進するためには、マッサージを受けたり、リハビリで手足を動かしたりする方法もあります。横隔膜でおなかを動かすことなら、やろうと思うだけで人の手を借りることなく、いつでも簡単にできます。横隔膜で腹圧を与えて臓器を動かせば、血液循環を促進します。安静時は全身の血液の半分ほどを蓄える腹腔内臓器に、横隔膜で圧を加え腹腔内圧を高めれば、たっぷりたまった臓器内部の血液を臓器の外や腹腔外へ絞り出すことにつながります。絞り出された血液は腹腔外の血流を増やし、腹圧が下がれば全身へ押し出された血液は腹腔内臓器に戻ってきます。これを繰り返すことは、運動することなしに全身の血液循環を促進する可能性があります。

運動不足だ、血液循環も悪そうだ、そう感じても自分で自分の身体のために何をしたらよいのか分からない、そう思ったらすぐにおなかを膨らませて動かしてみましょう。

## リンパの流れに効く！

リンパとは、血管から血管の外にしみ出す水分です。血管の外の組織にしみ出したあとは、リンパ管という管に集められ、リンパ管を通って頸の近くまで運ばれて再び血管に戻されます。リンパにより、消化管で取り込まれた脂肪分も運ばれます。また、通過する器官の中で免疫を担う細胞が作られ、血管内へと運ばれています。組織中の水分量調節も担っており、リンパの機能障害はむくみの原因にもなります。特に、水分で重みがあるため下になるほど流れにくく、リンパの流れの障害は足のむくみの原因にもなります。リンパの流れには血液の流れにおける心臓のようなポンプはなく、リンパ管の中にある逆流を防ぐ弁と筋の収縮圧によって、ゆっくりと流れています。周囲の圧の変化によって流れを作り出しているので、運動をすることでリンパの流れが促進されます。

リンパ管のうち最も太い部分が腹腔内の中央にあり、乳《にゅう》び槽《そう》と呼ばれています。太い乳び槽に対する圧による絞り出しは、リンパ全体の流れを大きく促進します。そのため、横隔膜を鍛えることで腹腔を動かし、腹腔内圧を変動させることは乳び槽を絞ったり緩めたりすることとなり、リンパの流れにたいへん良い影響を与えます。横隔膜を鍛えるとリンパの流れを促進するので、運動不足のときに起きやすい足のむくみ解消にうってつけの運動です。免疫機能

**乳び槽**

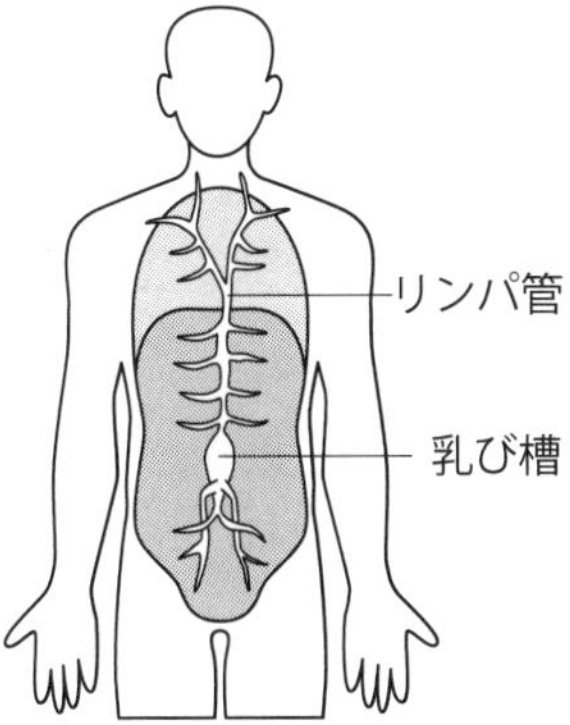

の強化や、脂肪の代謝促進にもつながると考えられます。

## 逆流性食道炎に効く！

逆流性食道炎とは、強い酸性である胃液が食道に逆流することで起こり、胸やけやげっぷなど不快な症状が続きます。食道の下部、胃との境目には胃と食道の間を締めて管を閉じるための筋肉があり、普段は胃から食道へ内容物が逆流することを防いでいます。この筋肉の働きが悪くなることが逆流性食道炎の原因とされていますが、もう一つの原因として考えられているのが横隔膜の筋力低下です。腹腔と胸腔を隔てる横隔膜には食道を通すための食道裂孔と呼ばれる穴が開いています。この穴は横隔膜の筋肉部分にあるので横隔膜も胃と食道の境目を締めて、胃が胸腔へ飛び出ないようにするとともに、胃液の逆流を予防する機能

逆流性食道炎

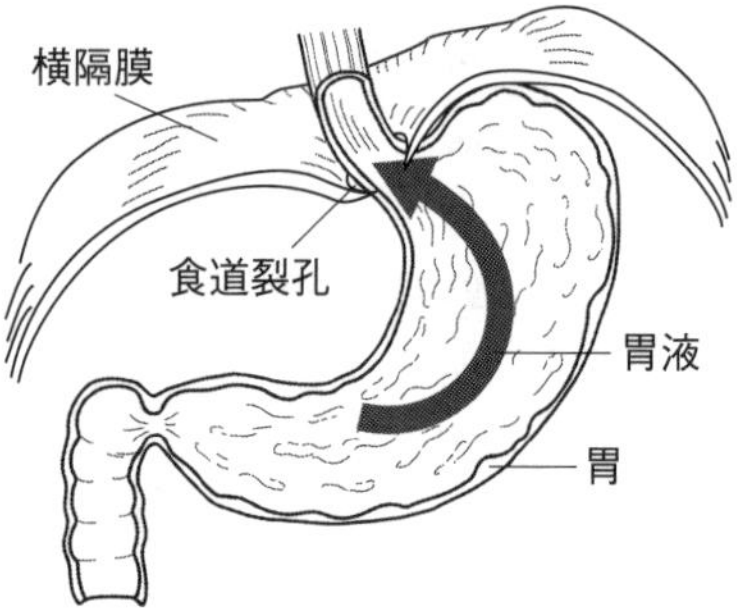

をもっているのです。横隔膜を鍛えることは食道裂孔部分の筋肉も強化すると考えられます。したがって、横隔膜の筋肉強化は胃と食道の境目の締まりを良くして、逆流性食道炎の治療効果も期待できるのです。ただし、実際に逆流性食道炎の症状がある人が横隔膜を鍛える場合は、負荷をかけるトレーニングを行ってはいけません。負荷をかけるトレーニングによって起こる腹圧の上昇は、胃液の逆流を促進してしまう可能性があるからです。また、胃を胸腔へ押し上げる力としても作用するので、食道裂孔の筋力が弱いうちは、胃を胸腔に飛び出させてしまう原因にもなりかねません。胸やけやげっぷ、胃液の逆流などの症状があるなら、負荷をかけずに優しくおなかを膨らませ、おなかを動かすことを続けましょう。

## 便秘に効く！

整形外科であっても、日常診療のなかで便秘に悩まれている方にたびたび出会います。便秘にはさまざまな原因があり、非常に多くの人に起こっているとされています。その原因の一つが腸管の運動の低下です。腸管には、内臓を動かすための平滑筋という筋肉があり、腸管自身が動くことで、食物として取り入れられた内容物を消化しながら後方へ送っています。腸管の動きは、自覚することのできない自律神経によって調節されているので、意識して動かすことはできず、必要に応じて自然に動いています。平滑筋の動きは緩やかで筋力も骨格筋のように強くはありません。緩やかに動く腸管の運動は、身体を動かして運動することで助けられ、促進されます。横隔膜を鍛えれば腸管も動かされ、全身運動をしなくても腸管に刺激を与えることができます。日常診療で横隔膜の鍛え方を指導した人から便秘が治ったという報告を受けることがありますが、便秘の解消は横隔膜トレーニングの効果を最もよく実感することの一つです。

便秘で悩んでいる人はかなり多いと思います。今すぐ横隔膜トレーニングを始めてみてください。

### 肝臓に効く！

肝臓は横隔膜のすぐ下にある人体の中で最も大きな臓器です。非常に多くの機能をもっていますが、その基本は血液中のさまざまな物質を化学反応によって分解・合成するという作用であり、これを代謝と呼びます。代謝により栄養が取り込まれ、エネルギーが作られ、毒物が分解解毒され、老廃物が捨てられます。肝臓が代謝で行う機能は何百種類もありますが筋の動きを伴う機能はありません。そのため肝臓が機能を果たすためには血流が必要で、十分な量の血液を肝臓の隅々にまでスムーズに流し続けることが大切です。肝臓が横隔膜のすぐ下にあるということは、横隔膜を大きく動かすことで肝臓そのものの血流に影響を与えやすいという合理的な位置関係と考えられます。横隔膜を動かすことで、腹腔内の血流を促進し、肝臓そのものにも動きを与え、肝臓の血流を向上させることができれば、肝臓の健康のみならず肝臓疾患の養生としても大きな効果が期待できます。

**肝臓の位置**

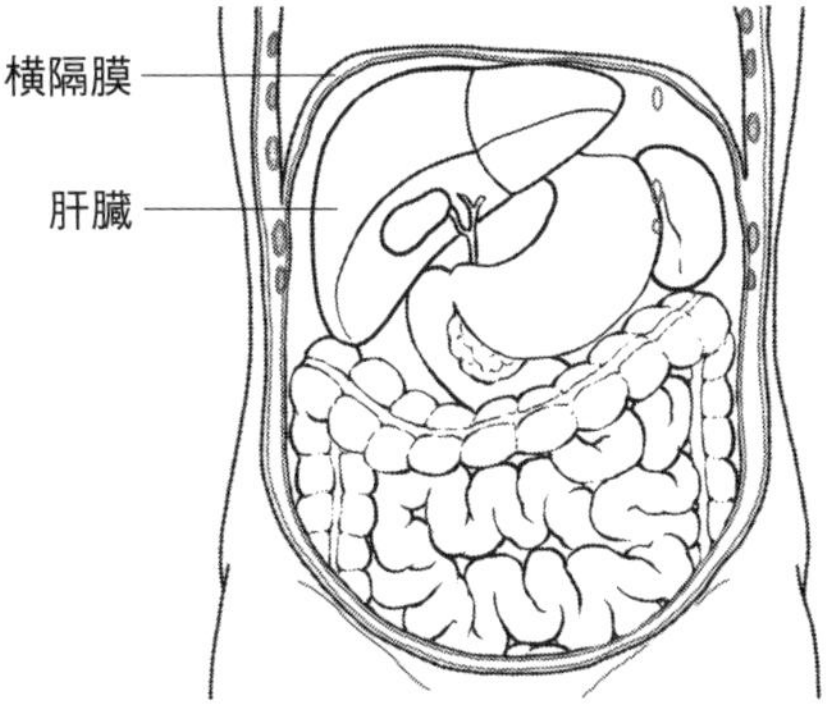

## 腎臓に効く！

腎臓は長さ約10㎝のそら豆のような形で、肝臓のすぐ下に左右2つあります。腎臓では尿が作られています。血液中の老廃物や余分な水分や塩分などを尿として身体の外に排出することで血液を浄化し、血液中の物質の濃度を一定に保っています。腎臓の機能にとって大切なことは肝臓と同様に血流です。腎臓にも筋肉の動きを伴う機能はありませんが、横隔膜の動きを受けやすい位置にあります。やはり大きく動かされることで血流が良くなるなど、なんらかの意義があるはずです。

**腎臓の位置**

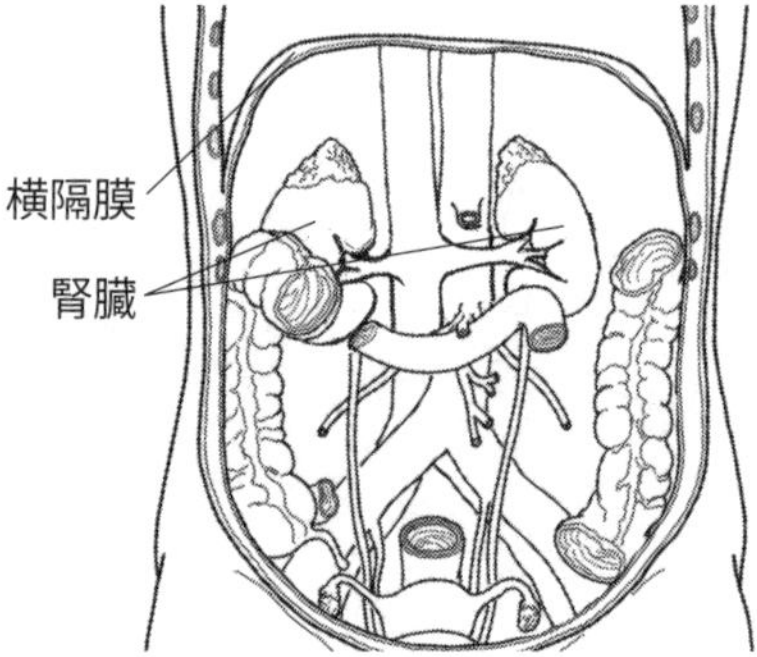


横隔膜を鍛えて血液循環を良くし、さらに腎臓自体も動かすことは腎臓の血流を向上させます。横隔膜を鍛えることで、腎臓自体の健康のみならず腎臓の疾患の養生としても大きな効果が期待できます。

## 膵臓に効く！

膵臓は、胃の後方で十二指腸とつながって存在する、長さ15～20㎝ぐらいのニンジンのような形をした臓器です。消化液を産生して十二指腸に分泌しています。最も重要で有名な機能はインスリンをはじめとする血糖値を調節するホルモンを産生し、血液中に分泌することです。横隔膜とは肝臓や胃で隔てられていますが腹腔の中央上部にあり、横隔膜の動きの影響も比較的受けやすい場所にあります。消化液やホルモンを作るためには十分な血流が必要となります。また作ったものを消化管や血流中に分泌するには、外から動きや圧力を与えることも良い影響を与えると考えられます。

膵臓の位置

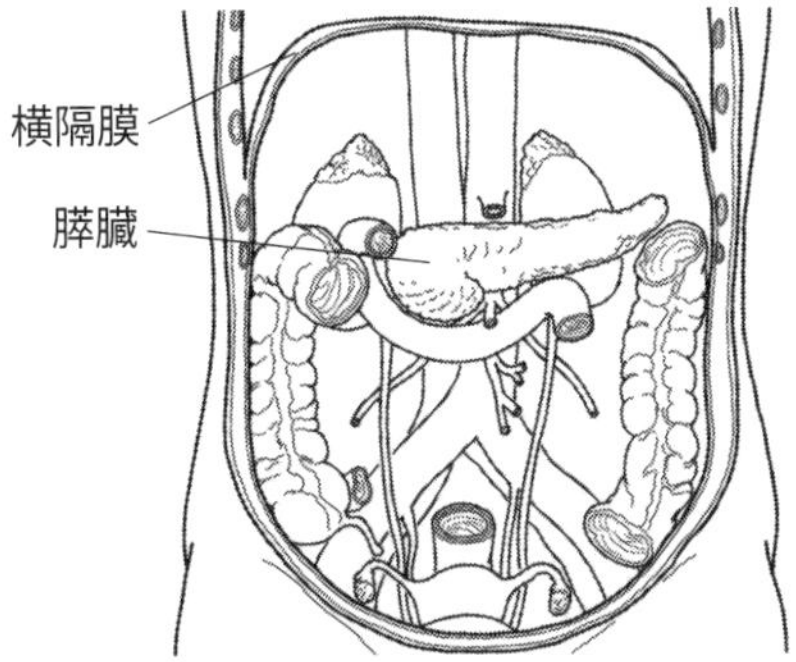


　横隔膜を鍛えて血液循環を良くし、さらに膵臓自体も動かして物理的刺激を加えることは膵臓の血流

を向上させ、分泌機能を向上させる効果が見込まれます。横隔膜を鍛えることで、膵臓の健康のみならず糖尿病に代表される膵臓の疾患の養生としても大きな効果が期待できます。

## ホルモンに効く！

ホルモンとは体内の特定の器官で合成され、血流などで別の部位に運ばれてその組織や細胞に働きかけることで機能を発揮する物質です。例えば糖尿病の原因として有名なインスリンは、膵臓で産生されて肝臓や脂肪まで運ばれ、そこでブドウ糖を取り込んで利用することを促し、結果として血液中のブドウ糖の濃度である血糖値を下げます。

腹腔内にあるホルモンを産生する臓器は、膵臓と副腎です。副腎は左右2つあり、両側の腎臓の上に帽子のように乗っていて、横隔膜の動きの影響を受けやすい位置にあります。副腎はホルモン産生だけを行う臓器で、副腎皮質からステロイドホルモン、副腎髄質からはアドレナリンなどが分泌されます。横隔膜の運動により、これらのホルモンの産生や分泌が促進される可能性はあります。ただし、ホルモンは産生・分泌の量が多ければ良いというようなものではなく、過剰な分泌が害を及ぼすこともあり、バランスが大切です。

副腎皮質から分泌されるステロイドホルモンには何種類かありますが、総じて身体がエネルギーを利用しやすくするような作用をもち、活発な活動を助けます。また、副腎髄質から分泌されるアドレナリンなどのカテコールアミンは、活発な活動を担う交感神経の伝達物質でもあり、これも身体活動を活発にします。

**ホルモン生産臓器（膵臓・副腎）の位置**

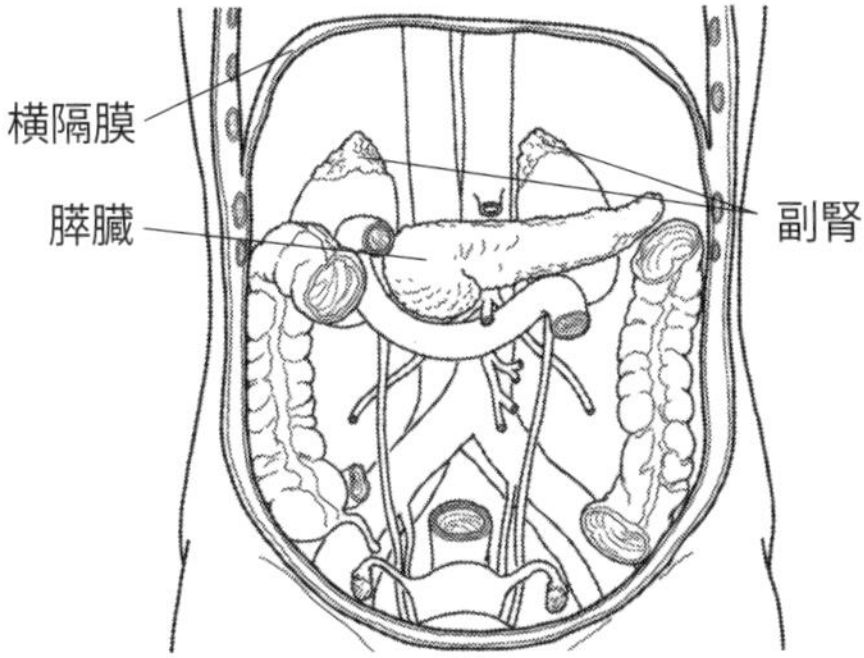


さらに横隔膜そのものには自律神経の特に交感神経が多く分布していて、横隔膜を働かせることは交感神経の活発化につながり、やはり身体活動を活発にします。加えて、膵臓から分泌されるインスリンもその主な役割の一つとして血液中のブドウ糖を短時間で有効にエネルギー源として働かせる役割があり、活発な身体活動を助けます。以上のように、横隔膜を動かして腹腔内の内分泌器官を刺激することにより、活動系のホルモンと交感神経を促進した身体活動を活発にする機能が相乗的に働く可能性が示

唆されます。横隔膜を鍛えることは、今すぐ元気に活動的になりたいときにそれを実現してくれるという可能性も期待できます。

## 横隔膜を鍛えると病気や不調が治りやすくなる

さまざまな疾患にはさまざまな治療法がありますが、今では一般的にその多くが投薬や手術といったような医療行為が中心となっています。患者自身による食事管理や運動療法などもありますが、患者自身が回復を促すためにできる行為はそれほど多くはありません。患者自身で行うことのできる治療の補助行為といえば、「養生」です。養生とは、自分にできる範囲で自分の病気を治しやすくする環境を自分で整えることです。自分自身で臓器や全身の血流を促すことができれば、血液循環の改善などにより病気の回復を促すことにもなるはずです。横隔膜を動かし、腹圧を変動させ血流を促し、内臓をマッサージすることは健康増進が大きな目的ですが、病気で傷んだ身体の「養生」としての効果も期待できます。

治療中の疾患だけでなく、病名もつかない不定愁訴や、対症療法を続けるしかない疾患においても、自分で行える養生法があるならば、やってみる価値はあります。自分の身体をどう養生してよいか分からないなら、すぐにおなかを膨らませ、おなかを動かしましょう。

［第4章］

# 横隔膜トレーニングの方法

## 腹式呼吸との違い

横隔膜トレーニングでは、動きを自覚しにくい横隔膜を、狙いを絞って効率的に鍛えることを目的としています。そのために行うべき「運動」はたった1つ、おなかを膨らませることです。

おなかを動かすと聞くと、誰でも腹式呼吸を連想します。腹式呼吸は別名「横隔膜呼吸」とも呼ばれるほどで、呼吸もおなかの動きも、横隔膜トレーニングとまったく同じです。横隔膜トレーニングでは呼吸は自然に腹式呼吸になります。では腹式呼吸を練習すれば同じなのかと思われるでしょうが、ここに問題があります。

最も大きな問題は、腹式呼吸が苦手な人やまったくできない人も多いということです。私見ながら、腹式呼吸をしましょうと言っただけで正しく行える人は、10人中5～6人、つまり半分程度の人しかいないと思われます。横隔膜トレーニングを腹式呼吸と混同してはいけない、これがまず初めに気をつけておきたいことです。

腹式呼吸ができる人にとっては腹式呼吸と横隔膜トレーニングはほぼ同じです。横隔膜を鍛えようと思えば腹式呼吸で息をしっかり吸えばよいのですが、両者はイコールにはなりません。腹式呼吸では横隔膜だけを限定して働かすということがやりにくく、また横隔膜の力の限界が分かりにくくなると考えられるからです。どういうことかというと、呼吸に意識を向けて腹式呼吸をしたとき、「目いっぱい息を吸おう」とした場合、腹式呼吸に続けて胸式呼吸が加わるとさらに息を吸えてしまいます。腹式呼吸ができる人でも、どこまでが腹式呼吸だけなのか、どこから胸式呼吸も加わってしまったのかが分かりにくく、横隔膜が目いっぱい使われているかどうかも分かりません。

おなかの動きだけを意識した横隔膜トレーニングで「目いっぱいおなかを膨らませよう」とする場合なら、おなかを膨らませることはどこまで行っても横隔膜の力だけで行われるので横隔膜に目いっぱい力を込められます。このように腹式呼吸ができない人は言わずもがな、腹式呼吸ができる人にとっても、腹式呼吸ではなく「横隔膜トレーニング」というつもりで、おなかを膨らませることだけを強く意識したほうが、横隔膜の筋力トレーニングとしては効果を発揮できる可能性が高いのです。横隔膜トレーニングと腹式呼吸は、似て非なるものなのです。

## 呼吸を意識しない横隔膜トレーニング

横隔膜トレーニングを始めるにあたって、まず肝に銘じてほしいのが、横隔膜トレーニングは呼吸法ではない、横隔膜トレーニングは腹式呼吸とは違うということです。横隔膜トレーニングではおなかを意識して動かすことが基本となります。このとき、呼吸を意識しないようにすることが横隔膜トレーニングを始める際の重要な前提、心構えとなります。呼吸を意識すればするほど、おなかは動かしにくくなります。そして多くの場合、胸式呼吸が加わってしまい、さらにおなかがうまく動かなくなります。私は横隔膜を鍛える指導を長くしてきた経験から、呼吸という言葉を使わずに「横隔膜トレーニング」という呼び名にして、あえて呼吸を意識させないようにしているのです。

## 横隔膜トレーニングは「おなかを膨らませるだけ」

まずはできるできないにかかわらず、おなかを膨らませたりへこませたりと動かすことから練習し始めてみてください。大切なのは横隔膜の作用である膨らませですから、必ず膨らませることから始めます。

おなかだけを膨らませたりへこませたりして動かす、これが基本です。これが正しくできれば、私の話はほとんど終わりといってもよいほどです。

ところが、これだけのことなのになかなかできない人、すなわちおなかを膨らませられない人も多いのです。


普段の生活で、おなかを動かすことを意識することはあまりありません。太ったおなかをごまかそうとするときや、きついズボンやスカートを無理にはこうとするときくらいでしょうか。しかし、どれもおなかのへこませです。一方、おなかの膨らませを意識して行うこととなると、それはもうほとんどないように思います。おなかを膨らませる日常動作というものは実際ほとんどありません。おなかを膨らませることが苦手な人においては、まずおなかを膨らませるという動作を理解することから始めなければなりません。

おなかを動かそうとすると、どうしても胸が動いてしまう。このような人はまさにおなかを動かせない腹式呼吸の苦手な人です。なぜこうなるのでしょうか。

正しい、基本的な腹式呼吸では、息を吸うときにおなかが大きく膨らみ、息を吐くときにおなかがしっかりとへこみます。そして胸は動きません。これが正しくできていなければ、どんなにおなかが大きく動いていても腹式呼吸ではありません。正しい腹式呼吸ができない人は、おなかを動かせない人です。

簡単にできる胸式呼吸を観察してみましょう。誰にでもできる胸式呼吸でしっかり息を吸おうとすると、胸が膨らむと同時におなかがへこみます。続けて息を吐くと胸がしぼむと同時に、おなかのへこみも元に戻ります。このときおなかが多少膨らんだように感じますが、それはへこませたものが元に戻っただけで、膨らませではありません。つまり、胸式呼吸でもおなかは動いているように見えるのです。

腹式呼吸とおなかの膨らませができない人では、この胸式呼吸のやり方でしかおなかを動かせません。胸式呼吸でも息を吸うときのおなかのへこませは腹筋を使って大きくへこませられるので、そうするとおなかはかなり動いているように見えます。このやり方では、おなかの動きは腹式呼吸と逆になり、息を吸うときにおなかがへこみ、息を吐くときにおなかが膨らむように見えます。実はこのやり方を腹式呼吸と勘違いしている人がかなり多いのです。

あなたはうまくおなかを動かせているでしょうか。膨らませられるでしょうか。おなかだけが動いているか、そしておなかをしっかりと膨らませられるか。これがうまくできていれば、正しくおなかを動かせています。

おなかを動かそうとするとへこませることしかできない、まず初めにへこませないと膨らませられない、どうしても胸が動いてしまう。これらに当てはまるようだとうまくできていない可能性が高いです。

おなかの膨らませがうまくできない、よく分からない、このようなときに行う簡単にできる練習方法があります。まず、仰向けに寝ておへそのあたりに本やティッシュの箱など何でもいいので適当な物を載せます。おなかの上に置いたものを、おなかを膨らませて持ち上げてみましょう。このやり方は、おなかをうまく動かせない人でもたいていできます。持ち上げたり戻したりを繰り返します。

意識するのは持ち上げるときに、できるだけ高く持ち上げるようにすることです。何度も繰り返し行って、おなかを膨らませる感覚を覚えます。寝た状態でやればうまくできていても、起き上がっておなかを動かそうとすると途端にうまくできなくなることもあるので、まずは寝た状態でおなかを動かしながら、おなかに意識を集中して動かし方を身体で覚えます。

やっているうちに、動きと呼吸が連動していることに気づくことがあります。これがまさに腹式呼吸なのですが、まだあまりうまくできていない人がこれに気づくと、寝た状態でもうまくできなくなります。せっかくうまくでき始めていても、呼吸に気がついておなかを動かすことよりも呼吸のほうに意識がいってしまうと、自然に胸式呼吸に代わってしまうからです。胸式呼吸で主に使う筋肉である肋間筋には、横隔膜と違って知覚神経（筋紡錘）が豊富なため、横隔膜よりもずっと認識しやすく動かしやすいことが影響しています。そうすると、胸ばかり動いておなかが動かなくなります。ですから、呼吸はあえて意識しないようにすることが肝心です。意識するのはとにかくおなかです。おなかに載せたものを、おなかを膨らませて高く持ち上げる、このことに集中します。

おなかの膨らませ方が分からないときのもう一つのやり方として、おなかを締める方法があります。おへそのあたりをベルトや帯などできつく締めます。締めつけを押し返すつもりでおなかを膨らませます。このとき、ベルトや帯の食い込みをよりきつく感じられればおなかは膨らんでいます。へこますときはベルトや帯の食い込みを緩めるつもりでへこませましょう。

ベルトはある程度幅の広いものが良いのですが、細めのほうが締めつけを強くしやすいので、初めは分かりやすいかもしれません。あまり細いものだと膨らませたときの食い込みがきつくなり過ぎて、逆にやりにくくなります。感覚が分かったら幅の広いものにしたほうが快適で、トレーニング効果も高くなります。

このやり方でも、うまくできるようになると呼吸が連動するのを感じるようになります。前にも説明したように、これが腹式呼吸なのですが、呼吸の連動に気がついてもあえて呼吸を意識しないようにしましょう。意識するのはあくまでもおなかの動きであり、おなかの締めつけです。呼吸を意識すると胸が動き始めて、うまくおなかが動かなくなってしまいます。

おなかを自由に膨らませたりへこませたりできるようになったら、おなかを動かす意識の集中を途切れさせないまま、少しだけ意識を呼吸に向け、呼吸を感じてみてください。口は閉じたまま鼻で感じるようにします。おなかを膨らませるときに、鼻の中に息が入ってくる流れを感じます。おなかをへこませるときは、鼻から息が出てゆく流れを感じます。これが腹式呼吸です。この感じが分かっても、意識の大部分はおなかを動かすことに集中し続けます。

しっかりと意識しておなかを動かしながら、自然に起こる息の流れを意識の片隅で感じます。呼吸は「感じる」だけです。「する」のはおなかを動かすことだけです。これが横隔膜トレーニング的に正しい腹式呼吸です。

腹式呼吸ができる人なら横隔膜トレーニングは簡単です。

おなかを膨らませる日常動作はほとんどないと前に説明しました。ほとんどないなかでの数少ないおなかを膨らませる日常動作が腹式呼吸です。腹式呼吸が完璧にできる人ならば、日常動作としておなかを膨らませることは容易にできるでしょう。ただし、横隔膜トレーニングでは呼吸よりもおなかの膨らませが大切です。腹式呼吸ができる人はまず、腹式呼吸から始めましょう。腹式呼吸をやりながら呼吸に向ける意識を減らして、おなかの動きに意識をもっていくようにしてください。

大切なのは横隔膜の動作である膨らませです。へこませ、すなわち息を吐くことはここでは重要ではありません。腹式呼吸ではあっても呼吸を意識せず、呼吸は自然に任せ、おなかだけを意識してしっかり膨らませ、力を抜いて自然にへこませる、このような状態を目指します。呼吸は「する」のではなく「感じる」だけにとどめます。「する」のはおなかの動かし、膨らませです。

呼吸に向ける意識を減らすコツとして、呼吸音を立てないようにします。息を吸うとき、吐くときに、口でスー…ハー…と音を立てると意識は呼吸に向かってしまいます。息はなるべく鼻で、できるだけ音を立てないように行います。そうすると意識をおなかの動きにもっていきやすくなります。

最終的には、息と関係なくおなかを動かせるようになることが目標です。しゃべりながらでも、息を止めながらでも、息を吐きながらでも、関係なくおなかの膨らませができるようになることを目指します。

おなかがうまく動くようになったら、さらに大きくしっかり動かす練習をしましょう。しっかり膨らませてそのまましばらく力を込めて膨らませ続ける。そのあとはしっかりへこませてそのまましばらく力を込めてへこませ続ける。このときに、込める力を意識します。

へこませたときの力は、へこませに使われる腹筋群の力です。腹直筋、腹横筋、腹斜筋などの骨格筋に力が入っていることをおなかで感じることができるでしょう。この感じは力を込めている腹筋群そのもので知覚して自覚します。これは誰にでも簡単にできます。

膨らませたときの力は横隔膜の力です。膨らませたときの感触は、筋紡錘の少ない横隔膜自身よりも、普通に筋紡錘をもつ腹筋群が引き伸ばされることで、主に腹筋群で感じているのだと考えられます。この感触、すなわち『おなかを膨らませておなかで膨らんだおなかを感じる』感触はあまり経験したことのない感触ではないでしょうか。なかなかできない人もいるかもしれません。しっかり練習してぜひできるようになってください。この感触こそが横隔膜に力を込めている感触なのです。この動きと感触こそ横隔膜の動きであり横隔膜の感触なのです。横隔膜トレーニングでは、この「感じ」がとても大切です。この動きこそ、この感触こそが横隔膜であると、意識にしっかりと刻み込みます。本書で最も大切なこと、そして横隔膜トレーニングで最も大切なことは、この動きと感触を知り、経験し、いつでも再現できるように身に着け、これが横隔膜だ、と身体と意識にしっかり刻みつけることです。

おなかの動かしがしっかりできるようになり、おなかを動かす感覚がよく分かるようになり、さらにその動きと感覚こそが横隔膜であると感じられるようになったら、前に説明したように、頭の片隅で鼻の中の空気の流れを感じます。おなかを動かしたときに鼻の中を空気が流れる、これはまさに腹式呼吸なのですが、おなかの動きと同様に、この息の流れも横隔膜の動きであると意識するようにします。鼻の中に息が入ってくる感じこそ横隔膜が力を入れている感じであり、鼻の中を息が出てゆく感じこそ横隔膜が緩んでいる感じであると意識するのです。おなかの動き、鼻の中の空気の流れ、横隔膜の動き、これらを同時にセットで感じるようにする。こうなると、横隔膜トレーニングと腹式呼吸は完全にイコールになります。ただし、大切なのは呼吸ではなくおなかの動かしや膨らませであるのは忘れないでください。これこそが、横隔膜トレーニング的に正しい腹式呼吸です。

## 【基礎編】 座った状態でのトレーニング

### ●基本のトレーニング

横隔膜トレーニングはどのような姿勢でやってもかまいません。立っていても座っても、寝転んでも何かをしながらでもかまいません。ここでは一般的な椅子に座った姿勢でのトレーニング方法を説明します。

おなかだけを意識するために大切なのは、全身をリラックスさせることです。姿勢を整えようと背筋を反らせてはいけません。背筋を反らさず腰をどっしり落ち着けて、真っ白に燃え尽きたボクサーになったつもりで、身体を十分にリラックスさせた状態のまま、おなかの膨らませとへこませを繰り返します。必ず膨らませから始めます。

このときにとても大切なことは、胸や肩や背中を動かさないことです。おなかの膨らませがうまくできないと、自然におなかを突き出してしまいます。おなかを突き出すと胸や肩や背中が必ず動きます。「膨らませ」と「突き出し」はまったく違います。腰を落としておなかを引っ込めてそのままおなかを「膨らませる」のです。呼吸は自然にまかせ、意識しないようにします。分かりにくければ、おなかをしっかり見ながら行ってください。さらに手を当てて、手にも動きを感じるようにします。鏡に映して、おなかを動かしている自分の姿を見ながらやるのも良いです。

**座った状態での基本のトレーニング**

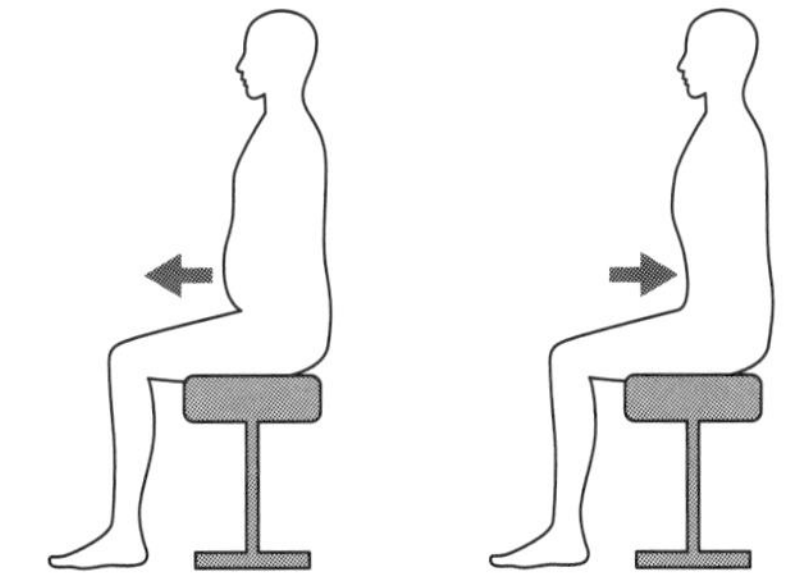

①おなかを膨らませる　②おなかをへこませる
☆背筋を反らさず全身をリラックスさせる

この動きと感触が身に着いたら、横隔膜トレーニングの基本は終了です。あとはこの「感じ」を意識しながら思いついたらいつでもどこでもおなかを膨らませたりへこませたりするだけです。とにかく横隔膜のトレーニングがしたいというのであれば、力を込めておなかを長く膨らませ続ければ、なおさら効果は上がります。いつでもどこでもどんな姿勢でも何かをやりながらでも満員電車の中でも、思いつきさえすれば横隔膜トレーニングは可能です。拍子抜けするほど簡単です。

いつでもできると思うとなかなかやらない人も多いでしょう。手始めに、おなかの膨らませとへこませを3秒（何秒でもかまいません）ずつ交互に繰り返しましょう。1セット10回で1分です。少なくとも毎日1セットは習慣にしてやりましょう。そして思いついたらいつでもどこでも、何回でも何セットでも、増やせば増やすほど効果は上がります。いくらでも増やせます。まずは毎日、最低1セット1分の習慣から始めてください。

横隔膜トレーニングは、なんの準備もいりません。道具も、場所も、お金も、時間すら必要ありません。そして誰にでもできます。子どもでも大人でもどんなに高齢でも、スポーツマンでも病気療養中でも寝たきりの人でさえ、今やろうと思ったらすぐにできます。ときも場合も選びません。布団の中でも、スマホをいじりながらでも、乗り物に乗りながらでも、仕事をしながらでも、サッカーの試合中だろうが、野球のプレー中でも、泳ぎながらだろうと、ほかのトレーニングをしながらでも、どこであろうが何をしていようが関係ないのです。おなかを膨らませさえすれば、おなかを動かしさえすればそれが横隔膜トレーニングの入り口でもあり頂上でもあるのです。本当に驚くほど簡単なのです。今すぐおなかを膨らませ、おなかを動かしましょう。

**仰向けで負荷をかけて行うトレーニング**

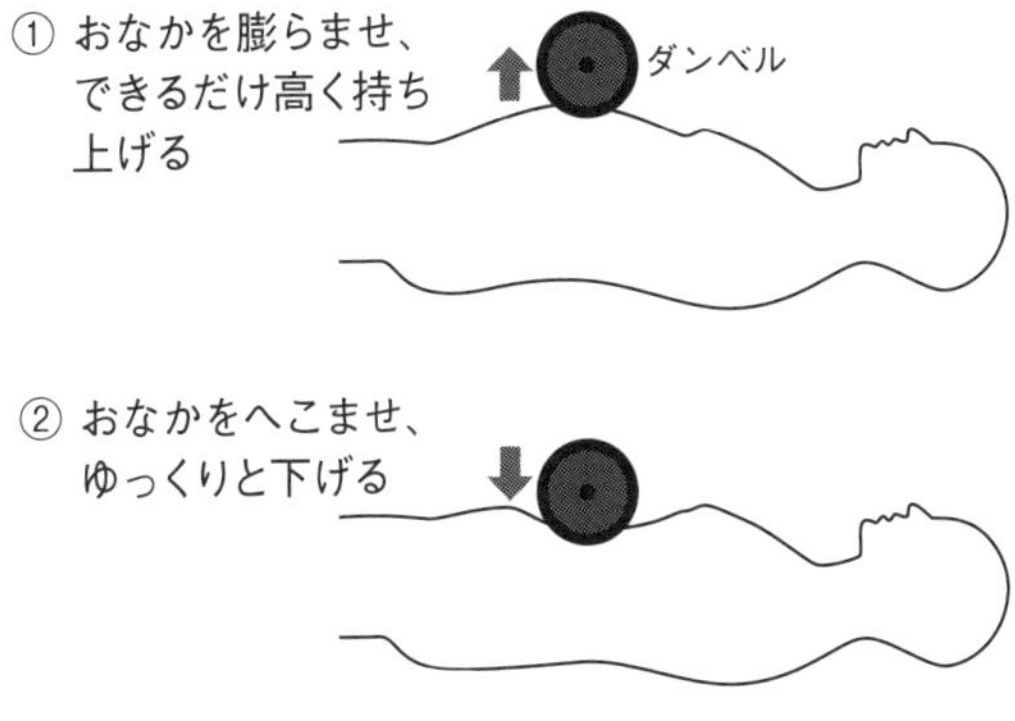


## ● 負荷をかけて行うトレーニング

基本のトレーニングが十分理解でき、横隔膜を正しく動かせるようになったら、そこがゴールです。とはいえ、できるようになってしまえば、ただおなかを動かすだけでは簡単過ぎですし、手ごたえもありません。もっと手ごたえのあるやり方で横隔膜をさらに強く鍛え上げることも可能です。さらなる手ごたえとさらなる恩恵を求めて、負荷をかけて行うトレーニングも行ってみましょう。

仰向けに寝て、おへそのあたりに重りを載せます。おなかの膨らませで、この重りをできるだけ高く持ち上げ、ゆっくりと下げます。上げたり下げたりを繰り返します。重りの重さを増やせば、負荷は高まります。同じ重さでもより高く持ち上げるつもりになることで効果はさらに上がります。1kgのダンベル程度でも十分負荷を感じます。しっかりトレーニングを積むと、おなかの上に人を立たせて行うことも可能になります。

ゴムベルトや腰痛ベルトなどの伸縮性のバンドをおなかにきつめに巻いて、基本のトレーニングを行うことも効果があります。バンドをおなかの動きで伸び縮みさせます。ベルトの弾力が硬くなるほど効果は高まります。相撲のまわしや重量挙げのベルトのように、幅広で伸縮性のない丈夫なベルトが最も効果的で、力を込めれば込めただけ際限なく負荷を強くできます。

## 【基礎編】 立った状態でのトレーニング

### ●負荷をかけて行うトレーニング

ここからは立った状態で基本のトレーニングを行いますが、そのとき、伸縮しないベル

**立った状態で負荷をかけて行うトレーニング**

① へそのあたりをきつめに締める

② 締めつけを押し広げるつもりでおなかを膨らませる（5～10秒キープ）

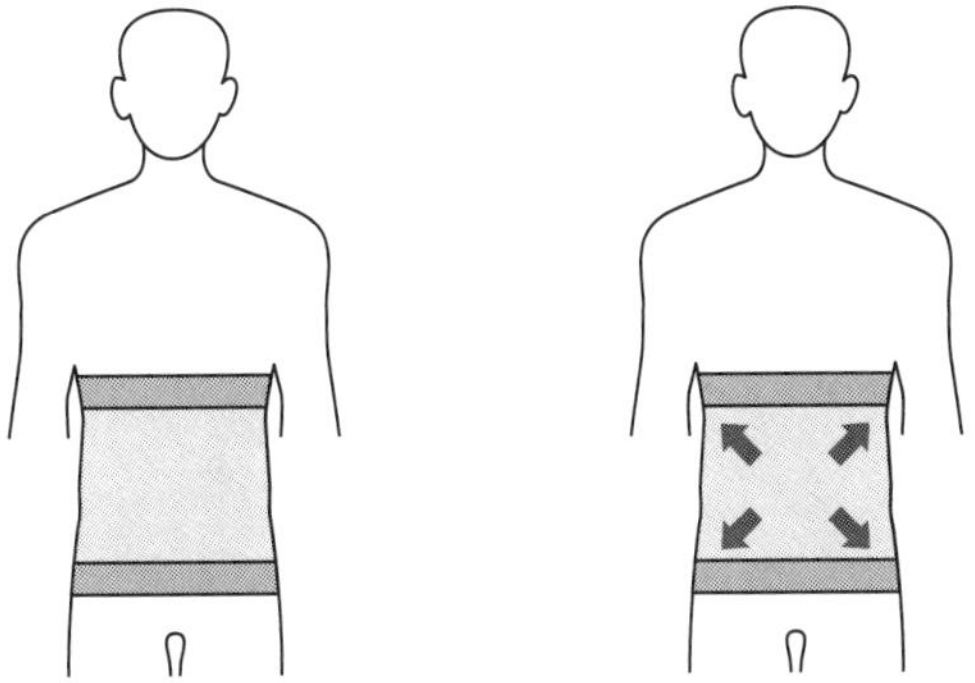

トや着物の帯などで、へそのあたりをきつめに締めます。この締めつけを押し広げるつもりでおなかを膨らませます。このとき締めつけや食い込みをより強く感じればおなかは膨らんでおり、横隔膜に力が入っている状態です。この締めつけをさらに強く感じるように力を入れれば、横隔膜にはより強い負荷がかかり、おなかはさらに膨らんでいることになります。この状態を5～10秒程度維持すれば、たいへん有効な横隔膜の筋力トレーニングとなります。

締めるベルトや帯が細いと食い込みが強くなり、十分に力を込めにくくなります。幅の広いものを用いたほうがやりやすく、締めつけはきついほど有効です。相撲のまわしのように、幅の広い伸び縮みしない帯などできつく締めると圧力を感じやすく、効果も高くなります。みこしの担ぎ手のようにおなか全体にさらしを巻いたり、腰痛治療のダーメンコルセット（伸縮性のある腰痛ベルトではありません）などを用いたりするのも有効です。伸縮性の素材では十分な負荷とはならず、効果が落ちます。伸縮しないことが強い負荷をもたらす効果的なトレーニングになります。

動きがないのでやっている感は少ないかもしれませんが、力を込める感覚は非常によく分かります。いくらでも膨らませる力を込められるので、おなかを膨らませようと力を込めれば込めるほど、筋トレとしての効果が上がります。ただし、トレーニング中は血圧が上がります。高強度のトレーニングによる極端な血圧上昇は深刻な事故にもつながりかねないので、注意して行うことが必要です。健康に不安のある人は負荷をかけ過ぎないように心がけてください。

しっかり力を入れておなかを膨らませることができるようになったら、この力こそ横隔膜の力なのだと再度意識するようにしましょう。

## ●効果を計測してみる

トレーニングを行えば、気になるのはその効果です。トレーニングで横隔膜の筋力は上がったのか、自分の横隔膜は人と比べて強いのかなど、何らかの評価が欲しくなります。

骨格筋にはさまざまな筋力評価法があります。多くの骨格筋の働きは、目に見える関節運動を起こすので、この運動で生み出される力を人間の手や、負荷の重りの重量や、トレーニングマシンなどの機械で測ることができます。横隔膜は身体の中心に完全に隠れていて、見ることも触ることもできず、また大きな関節運動を起こすこともないので、このような方法で測ることはできません。

横隔膜は上から腹腔を押し下げることで腹腔内臓器を圧縮し腹腔内圧を上昇させます。この腹腔内圧を測ることは、横隔膜の筋力の一つの目安になります。腹腔内圧は、腹腔内の管腔臓器に体外から圧力センサーを備えたカテーテルなどを挿入することで測ることができます。口からは胃の内圧、肛門からは直腸内圧、尿道からは膀胱内圧を測ることができ、これらは腹腔内圧を反映します。ただ、この方法は誰にでも手軽にできるようなもの

**横隔膜の筋力を計測する様子**

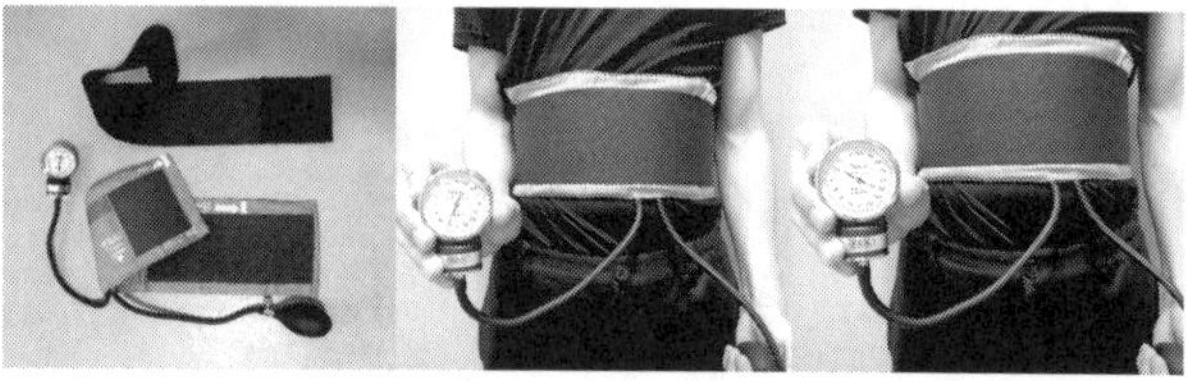

血圧計と非伸縮ベルト　　装着して安静にしているとき　　装着しておなかを膨らませたとき

ではありません。また、腹腔内圧は横隔膜と腹筋群の両方の作用によってもたらされるものなので、これを単純に横隔膜だけの力とみなすことはできません。

　横隔膜が収縮して上から腹腔内臓器に圧が加わると腹腔内圧が上昇し、この圧力はおなかの前方や側方に伝わります。このとき同時に、おなかの前方や側方を覆っている腹筋群も収縮すると、腹腔内臓器は上からも前からも側方からも押し縮められて腹圧が上がります。一方、このときに腹筋群の力が抜けて弛緩していると、前方と側方の腹壁は弛緩した腹筋群ごと押し広げられて、おなかが膨らむことになります。この、おなかが膨らむ動きは純粋に横隔膜の収縮力だけによってもたらされるので、この動きの力をなんらかの方法で計測すれば横隔膜の筋力の計測につながります。これは比較的簡単に計測することができます。

原理は簡単です。おなかに血圧計を巻いて、おなかを膨らませてその圧を測ればよいのです。まず、一般的な手動の血圧計のマンシェット（空気袋）を広げておなかの前に当てます。この上から、伸び縮みしない素材でできた幅の広いベルトや帯でおなかをきつく巻いて、マンシェットごとおなかを締め上げます。マンシェットはベルトや帯で全体を覆い尽くします。このときおなかはしっかりへこませて巻きます。これらのことをきちんと行うことは、いつでも同じ結果が得られるようにするために重要です。ベルトや帯をしっかり巻いてきちんと固定したなら、カフ（ポンプ）でマンシェットに少しずつ空気を入れていくと、おなかに当てた風船が膨らむような感じがして、おなかでその圧力を感じるとともに、血圧計の目盛が上がります。苦しくない程度までマンシェットに空気を入れたら、そこで止めます。このときに呼吸をすると、呼吸とともに目盛が上下します。呼吸を腹式呼吸にすると、目盛は大きく動きます。胸式呼吸にすると、目盛の動きは小さくなり、動かなくさせることもできます。これこそが、横隔膜の働きを可視化、数値化したものです。この状態でおなかを目いっぱい膨らませると、目盛は大きく上昇します。これこそが、横隔膜の筋力です。

やせ体形の私が行った場合、初めの準備段階で、苦しくない程度にマンシェットを膨らませた状態での血圧計の目盛は20～30㎜Hgぐらいです。ここでおなかをしっかりへこませると目盛は10㎜Hg程度まで下がります。普通に腹式呼吸をすると吸気で40㎜Hg程度、呼気で20㎜Hg程度の間を行き来します。苦しくない程度にマンシェットを膨らませた状態の目安は、その程度です。ここまでは準備段階です。

ここから計測に入ります。まず、腹式呼吸でしっかり息を吸います。すると目盛は80㎜Hgぐらいまで上がりますが、なかなかそれ以上にはなりません。困ったことに、この状態のときに、自分が腹式呼吸だけで息を吸っているのか、胸式呼吸も混じっているのかはよく分からなくなります。何回やっても、腹式呼吸で吸い切ったタイミングはよく分からないまま、目盛もそれ以上に上がらないまま、胸式呼吸も加わってしまう感じです。そこで次に、呼吸を意識せずに、おなかを膨らませることだけに意識を集中して目いっぱいおなかを膨らませます。すると、目盛は１４０㎜Hg程度まで容易に上がります。何回か練習すると、さらに目盛は上がります。このとき息を意識しないようにしますが、当然、無意識のうちに自然と息は吸い込まれています。面白がって記録を上げようと、計測を繰り返すと、疲れて記録が下がってくるのが分かります。計測によって、血圧も著しく上昇するので、頑張り過ぎは禁物です。

この、血圧計腹圧計測は、安い手動の血圧計と、伸びない素材でできた幅の広いさらしなどの帯があればどこでも簡単に行うことができます。この方法は、横隔膜の力を確実に測ることができるだけではなく、さまざまなメリットがあります。目盛を動かさないように呼吸すると純粋な胸式呼吸になるので、腹式呼吸と胸式呼吸の違いもよく分かります。そしてはっきりとした細かい数値が示されるので、挑戦心が刺激されます。血圧計の目盛を見なくても、おなかの皮膚で感じる帯の締まる感覚がはっきりしていて膨らませたときの圧の上がる感触もよく自覚できるので、おなかを膨らませるとはどういう感触なのかがとてもよく理解できます。この計測方法自体が最高の横隔膜トレーニングになります。ただし、健康不安のある人は注意して行ってください。この方法は血圧も上げますので無理をしないことが肝心です。

ダーメンコルセット

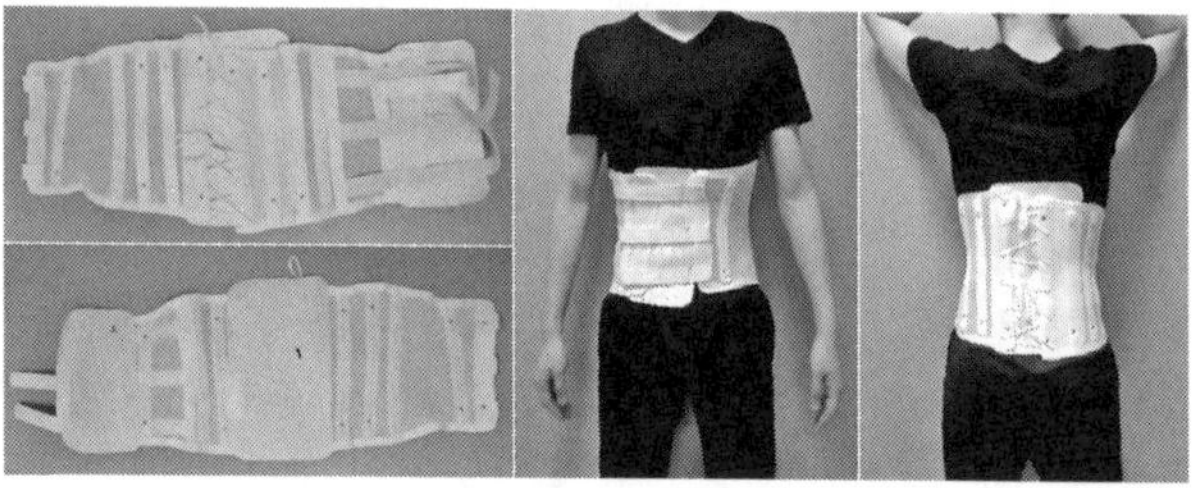

## 【応用編】 コルセットを活用したトレーニング

コルセットはもともと中世の西洋で主に女性が体形を美しく見せるためのファッションとして始まったものです。現在の日本ではコルセットといえば腰痛治療に用いる医療用具として受け止められることがほとんどです。日本で医療用として専門の義肢装具士が作成するものはダーメンコルセットと呼ばれています。「ダーメン」とはドイツ語で女性という意味であり、かつてファッションに用いられていたものそのものであり、まったく同じ構造をしています。「ダーメンコルセット」を日本語にすれば「女性のコルセット」であり、本来この言葉は俗称なのですが、日本でだけは医療用語として医学書や医学論文でも通用しています。ダーメンコルセットは伸び縮みしない素材で身体に合わせてあつらえます。着け方も中世ファッションと同様ウエストをしっかり締めて胸郭から骨盤までを一体化します。さらしもコルセットと同様に使用することができます。

市販されている万人向けの腰痛ベルトはどのようなものであっても伸縮性を有するため、腰痛治療の効果も横隔膜のトレーニング効果もダーメンコルセットやさらしと比べると劣りますが、手軽さと入手しやすさを考慮するならば最も実用的かもしれません。

ちなみにコルセットが腰の筋肉を落とすという言説がありますが、この話には科学的根拠はありません。コルセットをすると筋肉が落ちるという心配はまったく無用です。

コルセットやさらしを普段から服の下に着用すれば、いつでもどこでも横隔膜トレーニングが行えるだけでなく、常に負荷を強いられる腰椎の保護とメンテナンスにもなり、おなかを動かすことのさまざまな効果を日常的に享受することにもなるでしょう。いつでも横隔膜トレーニングができ、いつでも腰の治療ができ、いつでも元気になれるのです。

コルセットは腰椎の運動制限と、腹圧上昇により腰椎を保護します。横隔膜トレーニングは、横隔膜を動かすことで、内臓を動かし、そして腹圧を高めます。横隔膜トレーニン

**コルセットを活用したトレーニング**

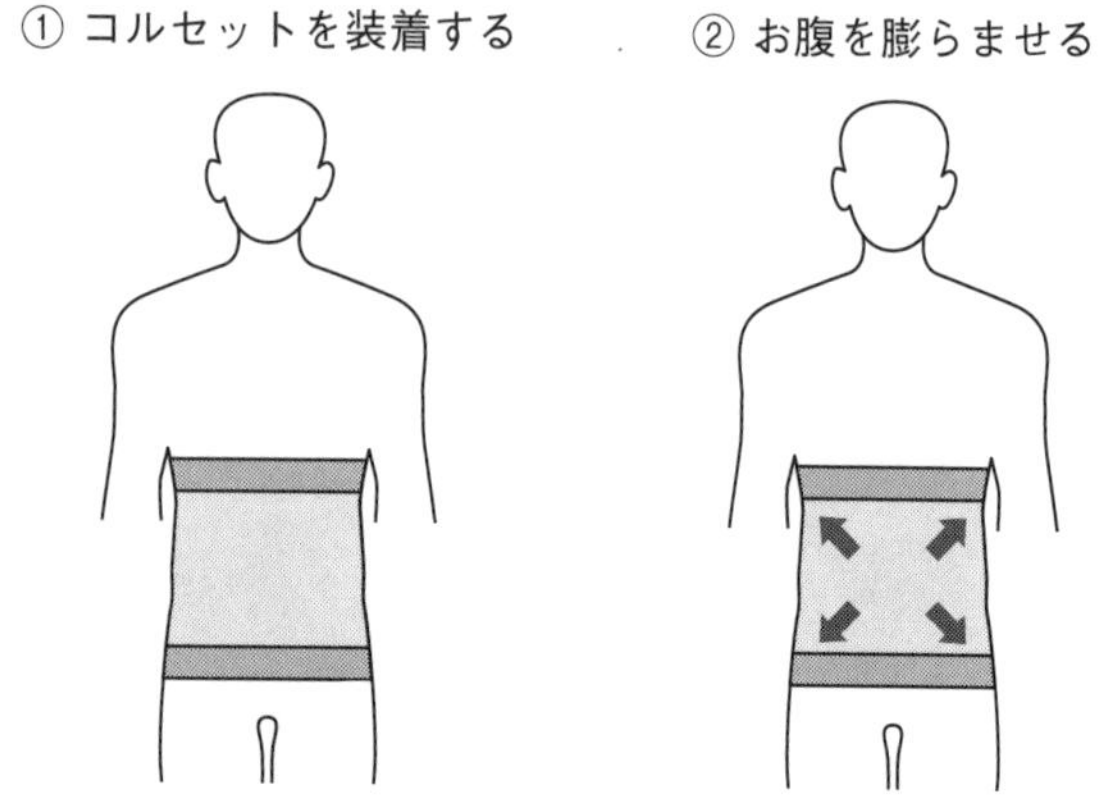


グとコルセットの両者に共通するキーポイントが腹圧です。コルセットを装着して横隔膜トレーニングをすることで、大きな腹圧上昇を意識的に日常的に起こすことが可能です。この大きな腹圧上昇は、腰椎を非常に効果的に保護するだけでなく、直接的な腰椎の牽引効果が望め、腰椎疾患の治療的効果も期待できます。このような相乗効果が期待できるコルセットと横隔膜トレーニングの組み合わせは、腰痛治療におけるベストパートナーであると考えています。

また同様に、横隔膜トレーニングで期待される健康効果や体力強化の効果についてもこの組み合わせで増幅できるのではないかと考えられます。

以上のような点から横隔膜トレーニングとコルセットの組み合わせは画期的なトレーニング法であるとともに、画期的な健康法でもある可能性が高いと私は考えています。

## コルセットは横隔膜トレーニングのベストパートナー

一般的にコルセットは、主に背骨（腰椎）を保護することで腰痛を治療するために用いられるものです。コルセットには大きく2つの目的があります。

1つは動きの制限です。丈夫な素材と骨組みで作られた十分な長さのコルセットで、肋骨と骨盤を橋渡しすればその間の腰部はしっかり制動されます。動きを制限することにより、負荷を軽減し腰椎の安静を保ちます。

もう1つは腹圧を上昇させて、腰椎を周囲から包み込んで支えることです。骨盤と筋肉で密閉された腹腔とその中に詰まった内臓により発生する腹腔内の圧力が腹圧です。腹筋群と横隔膜の力を使えば容易に腹圧を上げることができます。このような状態は、ラグビーでタックルするときやみこしを担ぐときなど、ここぞというときに無意識につくり出されていると思われますが、その状態を意識的に常時続けることは困難です。そこで、腹筋群の代わりにコルセットで腹腔を周囲から締めつけ続ければ、横隔膜だけで腹圧が上がり続け、腰椎の負荷を減らし続け、連続長時間の腰椎の安静に寄与します。もちろん、こういった効果を発揮するためには目的にかなった構造と、目的にかなった装着法がたいへん重要となります。

持続的な腰椎運動の制限、持続的な腹圧による腰椎サポートと荷重負荷の低減、これがコルセットの効能です。

このようにコルセットには腰椎にかかる負荷や、過剰な運動を制限して腰椎を守るという優れた効果があります。ところが一方で、コルセットは腰を支える筋肉をサボらせ、衰えさせる、とする説があります。しかし実はこの説には、今のところ明らかな科学的根拠はないのです。いまだに論争が続いていますが、コルセットが筋肉を衰えさせるという科学的な証拠は明らかになっていません。

私はコルセットが筋肉を衰えさせることはないと考えています。コルセットをしていてもしていなくても日常動作を行っていれば腰の筋肉には同程度の負荷がかかり、筋トレをすれば同程度の負荷がかかると考えています。普通に動いていればよいのです。なぜなら、そもそも腰の筋肉は腰を支えることよりも腰を動かしたり制動したりすることが主な役割であり、構造的に、腰を支えるのは腰の筋肉よりも腹圧がより重要である、と考えているからです。腹圧は、腹筋群と横隔膜が無意識のうちに勝手に調節してくれていると考えられます。これこそ自律神経の働きです。ですからもちろん、コルセットを常用しても普通に日常生活をして普通に動いていれば筋肉が落ちることはないし、過剰な動きと過剰な負荷は制限され、何物も犠牲にせず、腰椎は保護され続けると私は思うのです。そして、コルセットは横隔膜トレーニングにおける絶好のトレーニング器具となります。さらに、コルセットを装着して行う横隔膜トレーニングはそれ自体が腰をより保護し、腰椎への荷重を緩和します。このようなことから、私は、腰の老化予防はコルセットの常用と横隔膜トレーニングの日常化で実現できると確信し、そしてこの組み合わせこそが何よりも効果が高いと考えています。もちろん適切な装着が条件にはなりますが、横隔膜トレーニングで期待される健康効果や体力強化の効果は、コルセットとの組み合わせで増幅できるのです。

## コルセットで腰の老化を予防できる？

人間の身体は、外傷や使い過ぎによって一時的なダメージを受けるだけでなく、自然現象としてすり減りやつぶれが起こり、経時的に傷んでゆきます。いわゆる老化現象です。身体の部位によって、老化が起こりやすい部位と起こりにくい部位がありますが、腰椎は老化が起こりやすい部位の代表です。腰椎の老化は腰のレントゲン写真でよく分かります。早い人では20代、30代でその徴候が見られる場合もあります。高齢者になるとほとんどに老化の所見が認められます。老化現象だけであっても、そのために腰痛や下肢のしびれなどの症状が出れば変形性脊椎症や腰部脊柱管狭窄症などの病名がつけられ、疾患として治療の対象となります。同じ高齢者でも老化の程度には差がありますし、相当若い人でも高齢者のように傷んだ腰椎の人もいます。この違いにはさまざまな要因が考えられますが、激しいスポーツや肉体労働は明らかに、そして大きく悪影響を及ぼしています。腰痛を鍛えて治そうと考える人も多いのですが、私からいわせればあり得ません。

かつては職種にかかわらず肉体作業が多く、一般的な定年は55歳でした。整形外科医として多くの腰椎のレントゲン写真を見ていると、肉体労働の限界が55歳ぐらいであることを実感します。このような腰の経年劣化は老化現象であるから予防は困難といわれることもありますが、私はなんとしてでも腰の老化は予防すべきだと考えています。

腰の老化を予防するためにはどうするべきでしょう。腰が老化しやすいのは、過剰な動きと過酷な荷重負荷のためですから、これらを日常的に制限することができれば予防できる可能性が高くなります。過剰な動きと過酷な荷重負荷を制限する最も有効な方法はコルセットです。

実は、昔は私もコルセットは筋肉をサボらせると思い込んでいました。

30年前のことです。整形外科医になって3年ほどたった頃のある日、ギックリ腰になりました。それをきっかけに腰痛ベルト（既製品のコルセット）を使い始めたのですが、効果を感じるし、使用感も良いので痛みが取れたあとも予防の意味で着け続けていました。筋肉が落ちるような徴候を感じることもなく、着けたままでも運動も肉体作業も何でもできるのでそのまま着け続けているうちに、これで筋肉が落ちるなんてあるのだろうかと疑問を感じるようになりました。そして私は実験もかねて、その後もずっと腰痛ベルトを常

**著者の腰椎 MRI**

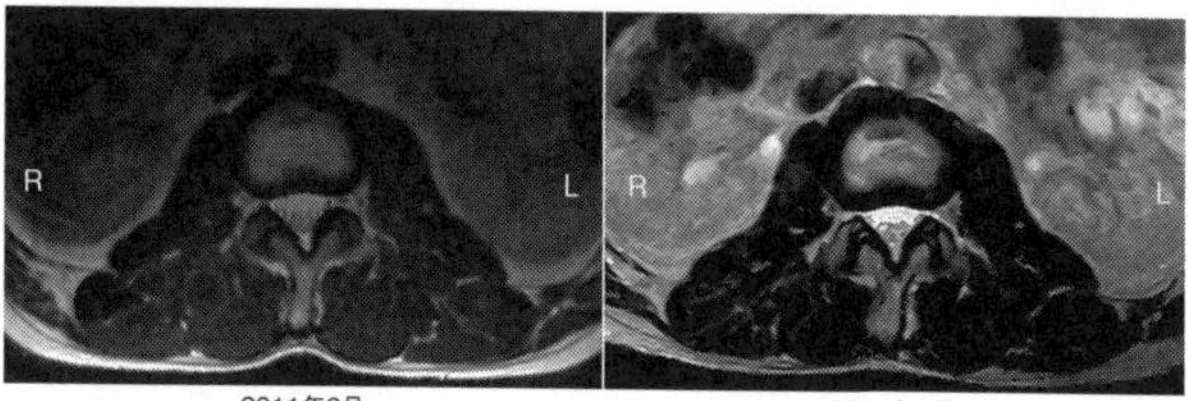


2011年3月　2021年5月

用することに決めたのです。

着けていても時には腰痛も起こりますが、ひどくなることはありませんでした。激しいスポーツだろうが筋トレだろうが、大掃除だろうが、趣味の旧車の修理だろうが、ベルトを着けたままでなんでもやれます。筋肉が落ちるどころか安心感と調子の良さを覚えるぐらいです。腰痛ベルトを常用するようになって、これでもうひどい腰痛とは縁がなくなるのだろうと思っていたのです。

ところが、そううまくはいきませんでした。東日本大震災から間もなくのある日、ガソリン入手が困難になり、所用で往復30㎞ほどを自転車で移動した翌日、激しい腰痛と左脚のしびれが起こったのです。神経麻痺でした。ブロック注射と薬で激しい痛みは1日で治まりましたが麻痺は治りません。ＭＲＩ検査を行うと椎間板に指先ほどの大きな椎間板ヘルニアが脱出しています。医学的には脱出型ヘルニアは数カ月で自然に消失するといわれますが、椎間板ヘルニアで麻痺症状がある場合、麻痺を残さないためには手術が必要とされています。しかし手術をしたくなかった私は、このときから腰痛ベルトではなく義肢装具士に作ってもらったダーメンコルセットを使うようになりました。感覚麻痺と運動麻痺の症状を抱えながらも、痛みを感じることはなく、日常生活はそれほど不自由なく送ることができました。そして私は楽観的に考えそのまま様子を見たのです。結局、半年ほどかかりましたが運動麻痺は自然に完全に回復しました。感覚麻痺はほとんど変わりませんでしたが、脱出型のヘルニアはその後のＭＲＩで完全に消失していることが分かりました。これは医学的にあまりにも教科書どおりなので、自分のことながら妙な納得感も覚えます。それ以来10年以上、毎日ダーメンコルセットをきっちりと常用し続けています。これ以降は腰に大きなトラブルは起こっていません。時々軽い腰痛はありますが、仕事にも生活にも支障のない程度で、すぐに治ります。

　実験を始めた当初は「コルセットで筋肉が落ちることはない」という考えに自信がもてなかったのですが、今は確信に変わっています。スポーツの習慣もなく、ジムなども行っ

**著者と同級生の腰椎レントゲン比較写真**

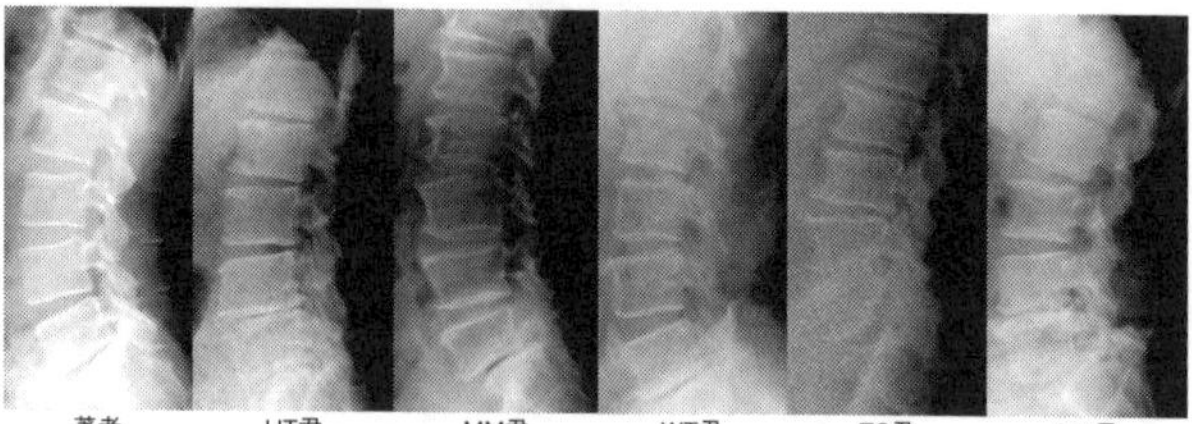

著者　HT君　MM君　WT君　TS君　MK君

たことがないので比較する方法はありませんが、30年前と比べて筋力も体力も衰えた実感はありません。何かができなくなったということも思い当たりません。10年前のヘルニア以降、数年ごとに何度かＭＲＩ検査を行っています。ＭＲＩでは腰椎の周りの筋肉の太さも分かるのですが、10年間ほとんど変わっていません。よく見ると今のほうが多少やせたかな、という程度です。むしろ、現年齢（61歳）と加齢を考慮するならば、かなり維持されていると感じます。

最近、私の診療所では地元の小中学校で私と同級生だった患者さんが増えています。その多くは腰痛であり、ほとんどが加齢によるものです。私も含め同級生の腰椎レントゲン写真を並べてみると、どう見ても私のものがいちばん老化の所見が少ないことが分かります。もちろん体格、労働、スポーツ習慣、生活形態など、考慮すべきことはさまざまありますが、私はコルセットを30年間続けてきたことが予防に相当貢献しているとも感じています。

## 不調や病気に悩む高齢者、最高のパフォーマンスを出したいアスリートこそ横隔膜トレーニングが有効

今から30年前、私が医者になって間もない頃、勤務している病院に90歳の患者さんが骨折で入院してきたときには随分驚いたものです。90歳を超えた患者さんを診ることなどほとんどないといっていいほど珍しいことだったのです。現在私の診療所で、90歳を超える患者さんを診ない日はほとんどありません。毎日4～5人の90歳を超えた患者さんが外来診療に訪れます。付き添いなしに1人で来る人も珍しくはありません。自転車は言うに及ばず、現役で自家用車を運転している人も何人かおられます。高齢化は急速に進行中ですが、元気なお年寄りも増えています。今では70歳代は年寄りに見えません。以前の70歳代は今の80歳代に近づいているような感覚すらあります。私の今の年齢が私にそう感じさせるのか、それとも実際お年寄りが元気になっているのかは分かりません。多分両方なのでしょう。磯野波平さんは54歳です。1946年に世に出たサザエさんの御父上です。あの

風貌は今の私から見るとどう見ても80歳代です。54歳にはどうやっても見えませんが、84歳なら納得がいきます。とはいえ、彼もバリバリの現役サラリーマンです。

あらぬ方向へ話がそれてしまいましたが、何が言いたいかといえば、老化を抑えることは可能なのではないか、そして、年をとっても再び元気になることは可能なのではないか、ということです。

超高齢社会を迎え長寿も世界1、2を争う日本において、なぜいまだに平均寿命は延び続けているのでしょうか。なぜ元気なお年寄りが増えているのでしょうか。さまざまな理由があるのでしょうが、その一つとして肉体的ストレスの軽減があるのは間違いないでしょう。便利な世の中になり、暑さ寒さにさらされながら延々と力仕事をするというような、身体を酷使することが激減しました。高度経済成長時代も終わり、日本の多くの人々に現代文明の恩恵やインフラ整備が行き渡って現在と変わらない便利な生活環境が整った１９８０年代から１９９０年代くらいに、社会の中核で現役としてその恩恵を受け始めた世代がまさに今の

90代です。今の現役の世代は１００歳ぐらいまで生きる人も多いはずです。

外部環境からのアプローチによって老化を抑えるために行われるのが、トレーニングです。ところが身体に自信のある人ほど、たとえ健康や老化予防であってもトレーニングをスポーツや肉体労働と混同するのです。そしてそのトレーニングの矛先は手足や腰を直接動かすための筋肉のトレーニングに向かいます。そのやり方では、こんなはずではないとの思いが募るばかりです。

手足の筋肉をどんなに鍛えたところで、体幹が衰えては意味がないのです。その体幹も背骨を動かすための筋肉ばかり鍛えたところで、腹圧が上がらなければ意味がないのです。腹圧を上げるためには横隔膜さえ鍛えればよいのです。おなかを膨らませさえすればよいのです。手足が多少衰えても胴体すなわち体幹が頑丈ならば、しっかり立つことができるのです。横隔膜さえしっかりしていれば「腹を据えろ」の一言で身体はしゃんとするのです。文字どおり肉体的に「腹が据わる」ならば、手足のトレーニングもやれるし効果も上がります。腹を据えることこそ前提です。まずは横隔膜に狙いを定めて、横隔膜トレーニングを行ってください。

横隔膜トレーニングの基本は、おなかを膨らませること、それだけです。これは、90歳だろうが、100歳だろうが120歳だろうができるトレーニングです。転ぶ心配もありません。ベッドの上でも車椅子に乗ったままでもできます。どんな姿勢でもできるし、何の補助もいりませんし、何よりこの上なく安全です。やろうと思うだけでどんな人でもできるのです。やる気のない人どころか意識不明の人にさえ、優しくおなかに手を当てて、「おなかを膨らませて。へこませて」と優しく声をかけるだけでよいのです。

身体能力向上を目的としたトレーニングにおいても、目的やレベルにかかわらず最も重点を置くべき身体部分は体幹部です。スポーツに限らず、あらゆる身体活動において、その土台となるのが体幹部だからです。体幹とは身体における胴体部分のことです。手足の筋肉をどれだけ強化しても、体幹部がしっかりしていないと効果はありません。

お盆の季節に飾られるナスの牛を想像してみてください。生の硬いナスを体幹にして4本の割り箸を刺せば牛のように立たせることは簡単です。同じ大きさ同じ形でもゆでたナスではそうはいきません。ゆでたナスやこんにゃくのような体幹では鉄のように強い手足

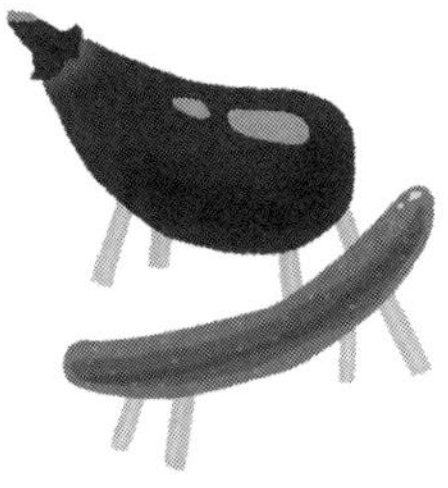

があってもその強さを発揮できません。新鮮な生のナスのような硬い体幹であれば、つまようじのように頼りない四つ足でも安定して立たせることが可能であり、その上にもう1つナスとさらにキュウリを乗せることもできます。

　このように、体幹が強ければ手足の能力はしっかりと発揮されます。体幹さえしっかりしていれば、四肢の筋力を無理に高める必要はないのです。人体においても、体幹部の強さは身体能力全般に大きく影響します。スポーツに限っても体幹の強さは種目にかかわらず身体能力を底上げするための基礎としてたいへん重要です。

　ここで、体幹における腹圧の重要性について説明します。

　体幹は主に、胸部、腰部（腹部）、骨盤部に分けられます。このうち胸部と骨盤部はしっかりとした骨格によって形成されているため安定しており、その分可動性も大きく制限されています。一方、間にはさまれる腰部は5個の骨が連結しただけの、たった1本の腰椎のみが骨性の支持を行っているに過ぎません。骨性の支持が少ない分、よく動くようにできている反面、たった1本の腰椎には大きな負荷がかかりやすい運命にあります。2脚で起立している人間の腰椎は常に上半身からの荷重にさらされています。同時に、腰椎は、大きく前後左右に曲がるだけでなく捻る動作さえ受けもたされ、まるで鞭のように振り回されます。さらに、腰椎は、上半身に降りかかる重量や衝撃と、下半身から生み出されるジャンプ力やダッシュ力といった相反する過大な力にもさらされます。たった1本の腰椎が、常時圧力を受け、過大な動きと、過大な衝撃に耐えなければならないのです。

　腰部にかかるこのような大きな負荷を、腰椎とその周囲の筋肉だけですべて受け止めることは絶対に不可能です。背筋や腰筋といった腰椎周囲の筋肉の力で無理に支えようとすると、その筋力も腰椎への過大な負荷となって上乗せされてしまいます。このような過酷な条件もあり、腰椎は障害が発生することも多く、加齢現象の発現も著しく多い部位であるのです。そこに非常に強力な助っ人が存在しています。それが腹腔内臓器と腹筋群と横隔膜によってもたらされる腹腔内圧なのです。

人間の体幹を新鮮なナスのごとく一塊に安定させるためには、骨性の安定性をもつ胸部と骨盤部の間にあって、こんにゃくのように最も不安定な腰部（腹部）をいかに固めるかが重要です。腰部の体幹筋は大きく分けると、腰椎の周りで腰椎を動かしたり支えたりする筋肉と、おなかの周りで腹圧をもたらす筋肉に分けられます。腰椎の周りの筋肉だけで腰椎を支えることは非常に過酷なうえ、腰椎の周りの筋肉が過剰に働くことは腰椎にさらなる負荷をかけてしまいます。

一方、おなかの周りの筋肉と腹腔内の臓器によってもたらされる腹圧は、腰椎を取り囲む腹腔を軟らかいこんにゃくから空気のしっかり入ったバレーボールのように変えます。こうなると、上からの荷重は1本の腰椎より圧倒的に広い面積をなすボールの上面で受け止められます。さらに、腰椎にかかる負荷は腹腔のボールの上面に分散されるのみならず、横隔膜が腰椎を直接持ち上げるとすら考えられるうえ、腹圧を高めたまま腹部を前屈させると、ボールを支点にしたてこの原理までも働き、二重の意味で腰椎には牽引力すら働き、負荷をほぼ取り除くことも可能と考えられます。

胸郭と腹圧のボールと骨盤の三者は境界部の面で広く接しており、完全に強固に一体化します。腹圧のボールが硬くなればなるほど体幹は全体として強固さを増します。このように腹圧による体幹強化は、体幹部の一体性を高める形がとられるうえ、腰椎に対する非常に高度の保護作用ももつため、身体の強靭性と安全性を著しく高めます。

以上のように、体幹強化には腹圧が欠かせません。腹腔のボールの内圧をいかに高められるかが、体幹強化のポイントとなります。腹圧を高めて体幹を強化するために、横隔膜トレーニングは、最高のトレーニングとなります。横隔膜トレーニングでは、腹圧を担う筋肉でありながら意識することができない横隔膜を意識的に鍛えるのと同時に、普段感じることのできない腹圧も意識できるようになります。

さらにつけ加えるなら、腹腔内臓器など腹腔の内容物も、量が多いほど腹圧を高めます。ボールに注入する空気が多くなればボールがより硬くなるのと同じ理屈です。腹腔の内容量の調節は、実は可能です。それを担うのは、内臓脂肪です。内臓脂肪は糖質を多量に摂取すれば容易に増え、糖質制限のダイエットをすれば簡単に落とせます。生半可な「エビデンス」を持ち出して悪影響の可能性ばかりをあげへつらい、メタボリックシンドロームなどと訳の分からない名前をつけられて悪者扱いばかりされる内臓脂肪ですが、体幹のパワーアップには欠かせない強力な助っ人です。エネルギーの貯蔵庫などとして真っ当な役割ももっているのです。内臓脂肪が多ければ腹圧も上げやすく、体幹の強靭化に大きく貢献します。横隔膜トレーニングと内臓脂肪のコンビは体幹のパワーアップに相乗効果をもたらします。

## 横隔膜トレーニングをスポーツパフォーマンスにつなげる

横隔膜と腹圧の力を最大限に利用するスポーツの一つが重量挙げであり、そのために欠かせないのがリフティングベルトと呼ばれる頑強なベルトです。２００kgものバーベルの重量を受け止めているのは、腰椎よりも圧倒的に超高圧となった腹腔であると私は考えます。重量挙げ選手の横隔膜と腹筋群と内臓によって生み出された高圧の腹圧のボールを、よりいっそう締め上げて超高圧までに高めるためにリフティングベルトが貢献します。バーベルを持ち上げなくても、きつく締め上げたリフティングベルトに逆らって思い切りおなかを膨らませれば、最高負荷の横隔膜トレーニングとなるでしょう。重量挙げの選手が、横隔膜を狙って筋トレをやっているのか、ぜひ知りたいところです。

さらに、おなかを膨らませる力を横隔膜に入れたまま腹筋群でおなかをへこませるというテクニックを身に着けると、腹筋群も同時にトレーニングされます。おなかを膨らませながらおなかをへこませるのです。これは横隔膜トレーニング的腹式呼吸を応用すると分かりやすくなります。「おなかが膨らむ」と「息が流れ込む」が自分のなかで同一の感覚になったら、しっかりおなかに息を吸い込んだまま、おなかから息を吐くことなくおなかをへこませるのです。うまくできると腹圧が高まる感じを外からの締めつけなしに実感できます。これをおなかの動かしだけで表現すると、「おなかを膨らませながら、おなかをへこませる」ということになります。このテクニックが身に着けば、コルセットやさらしの締めつけに頼ることなく横隔膜と腹筋群で自在に腹圧をつくり出すことができるようになります。

横隔膜トレーニングで横隔膜と腹圧を意識する習慣ができ、腹圧を自在に高めることができるようになると、あらゆるスポーツのあらゆるレベルの選手が身体能力をさらに向上させることが可能と考えられます。

横隔膜トレーニングで横隔膜と腹圧を自在にコントロールできるようになり、体幹を思いのままに固められるようになったとして、さらにそれ以上に身体能力を向上させる方法として私が考えているのは、ここでもコルセットの装着です。つまり、コルセットをしたままでのプレーということです。コルセットをせずに腹圧を上げるためにはそのたびに腹筋群も働かせる必要があります。「おなかを膨らませながら、おなかをへこませる」、この動作はより意識的に行わなければならないのと同時に、非常に消耗が激しくなります。コルセットをきつく締めていれば横隔膜だけで、すなわちおなかを膨らませるだけで腹圧を高めることができます。腹筋を使わないと、横隔膜でおなかを膨らませるだけなのでより反射的に反応でき、意識的なパワーアップも容易で、消耗も少なくなり、何より腰が守られてダメージも受けにくくなります。パフォーマンスが上がってしかも安全性も高まるのです。ただし、著しくパワーが上がる可能性があるので、コンタクトスポーツでは四肢の怪我が増えてしまうかもしれません。腰の可動性が抑えられることによる悪影響について、私の実感では実際にやってみればほとんどの競技、種目で大きな悪影響はないのではないかと思っています。

プレー中こそコルセットをするということの発想は、みこし担ぎにおけるさらしの効果と同じ原理です。さらしをせずにみこしを担ぐのと、さらしをしてみこしを担ぐのではさらしをしたほうがパワーもパフォーマンスも安全性も著しく上がっているに違いないのです。さらしをせずにみこしを担いでいるのを想像すると、危なっかしくて見ていられなくなりそうです。選手全員がコルセットやさらしをきつく締めてしっかりおなかを膨らませるだけで、ラグビーチームは一瞬で実力アップするのではないかと想像します。また、コルセットやさらしをきつく締めてしっかりおなかを膨らませてスイングすれば、それだけで一瞬にしてドライバーの飛距離が大幅にアップするのではないかと想像します。大谷翔平選手がコルセットをきつく締めてしっかりおなかを膨らませれば、すぐにホームランの数も飛距離も大幅アップし、20勝も夢ではないかもしれません。

# おわりに

私が腹式呼吸を信奉し、さらに大きな可能性を感じていながらも、その良さの理屈が分からず悶々と考えていたときに出合った2つの事実があります。それは「おなかを膨らませることができる骨格筋は横隔膜だけ」ということと、「横隔膜には筋紡錘がない」ということです。この2つの事実を知ったときの驚きと喜びは衝撃的でした。疑問が氷解し、頭の中で理屈が次々につながっていったのです。私が本書を書いたのは、このたった2つのことを皆さんにお話ししたかったからです。皆さんにとっても目から鱗だったでしょうか、それとも既知の当たり前のことだったでしょうか。

このことを横隔膜や腹式呼吸に興味のある皆さんに聞いてもらいたくて、1冊の本にするために苦労して執筆しました。執筆する間に気がついたり、新たに知ったりしたこともあります。私のなかで横隔膜に対する思いも強くなり、情報流入も加速しました。そして本書の執筆をしたからこそ、腹と日本人の関わりに気づくこともできました。執筆したからこそではありますが、それを自分の身体で実践すればするほど、この思いはますます強くなるばかりです。腹の慣用句や言い回しを心から実感できるのです。横隔膜や腹式呼吸に興味のある人だけでなく、すべての日本人に読んでもらいたくて仕方ありません。

横隔膜トレーニングは非常に簡単で、おなかを膨らませるだけです。今すぐ始めてください。ぜひ、さまざまな場面で試し、検証してください。ただし、負荷をかけるトレーニングを行う場合は、自分の体調を鑑み、くれぐれも節度を保ってください。

栗原　友介（くりはら　ゆうすけ）
医療法人社団宏友会　栗原整形外科院長
1965年に埼玉県朝霞市で開業した整形外科医院の2代目院長。柔道整復師との連携による運動器疾患・外傷の保存療法（手術をしない治療）に力を注いでいる。

本書についての
ご意見・ご感想はコチラ

# 強靭で健康な肉体を簡単に実現する 横隔膜トレーニング

二〇二二年八月三一日　第一刷発行

著　者　栗原友介
発行人　久保田貴幸
発行元　株式会社 幻冬舎メディアコンサルティング
〒一五一-〇〇五一　東京都渋谷区千駄ヶ谷四-九-七
電話　〇三-五四一一-六四四〇（編集）
発売元　株式会社 幻冬舎
〒一五一-〇〇五一　東京都渋谷区千駄ヶ谷四-九-七
電話　〇三-五四一一-六二二二（営業）
印刷・製本　中央精版印刷株式会社
装　丁　田口美希

検印廃止

Printed in Japan　ISBN 978-4-344-93676-8 C0047
幻冬舎メディアコンサルティングHP　http://www.gentosha-mc.com/